Bibliografische Information der Deutschen Nationalbibliothek:

Die Deutsche Nationalbibliothek verzeichnet diese Publikation in der Deutschen Nationalbibliografie; detaillierte bibliografische Daten sind im Internet über http://dnb.d-nb.de abrufbar.

Impressum:

Copyright © 2017 Studylab

Ein Imprint der GRIN Verlag, Open Publishing GmbH

Druck und Bindung: Books on Demand GmbH, Norderstedt, Germany

Coverbild: Freepik.com | Flaticon.com | GRIN

Sophie Rubscheit

Gesundheitliche Eigenverantwortung in der Berichterstattung deutschsprachiger Printmedien. Welches Verständnis von Gesundheit wird konstruiert?

Eine diskursanalytische Untersuchung

2016

Zusammenfassung

Angeregt durch die zunehmende Forderung, Verantwortung für die eigene Gesundheit zu übernehmen, untersucht die vorliegende Arbeit den Diskursstrang gesundheitlicher Eigenverantwortung in der Berichterstattung der deutschsprachigen Printmedien *Brigitte* und *Men's Health*. Das Ziel besteht darin, die Gültigkeit des gesundheitlichen Eigenverantwortungsdiskurses unter Berücksichtigung der impliziten Konstruktion von Gesundheit zu hinterfragen.

Die Untersuchung basiert auf der Diskurstheorie des französischen Philosophen Michel Foucault. Die Formierung des subjektiven und kollektiven Bewusstseins bewirkt Subjektpositionen, bringt Wirklichkeit hervor und konstruiert ‚Wahrheit‘. Vor diesem Hintergrund wird anhand der Diskursanalyse – als gegenstandskonstituierende Theorie und Forschungsstrategie – untersucht, wie das Thema gesundheitlicher Eigenverantwortung kommuniziert wird, welche Anforderungen an die Subjekte herangetragen werden und welches Verständnis von Gesundheit konstruiert wird.

Die Ergebnisse zeigen, dass sich die Kommunikation gesundheitlicher Eigenverantwortung heterogen gestaltet. Ersichtlich werden hohe Forderungen in den Bereichen Ernährung und Bewegung und eine tendenzielle Abnahme der Forderungen bei zunehmender Schwere einer Erkrankung. Der Bedeutungsgehalt des Konstruktes Gesundheit wird durch optische Merkmale, Kontrolle, Disziplin und Leistungsfähigkeit sowie Fertilität und Potenz determiniert.

Die Ausgangshypothese, dass die Kommunikation gesundheitlicher Eigenverantwortung zu einem leistungsbezogenen Gesundheitsverständnis führt, erfährt eine argumentative Umkehrung: Die Kommunikation dessen, was die Subjekte unter „Gesundheit“ verstehen sollen, determiniert ihr eigenverantwortliches Gesundheitsverhalten. Die Umcodierung sämtlicher Verhaltensweisen in gesundheitsförderlich oder gesundheitsabträglich wird vorausgesetzt, eine Modifizierung der Bedürfnisse kristallisiert sich heraus und ein Prozess ‚vom Sollen zum Wollen‘ kündigt sich an.

Schlagwörter: Eigenverantwortung/ Gesundheit/ Diskursanalyse

Abstract

Motivated by the increasing demand to assume personal responsibility for health, the present work examines the discourse of health and individual responsibility within the German-speaking print media *Brigitte* and *Men's Health*. The objective is to question its validity, taking into account the implied construction of health.

The investigation is based on the discourse theory of the French philosopher Michel Foucault. The formation of the subjective and collective consciousness creates subject positions, produces reality and constructs 'truth'. Against this background, this study investigates how the subject of personal responsibility for health is communicated, which demands for the subjects are brought and which understanding is constructed by health, using discourse analysis as an object-constituting theory and research strategy.

The results of the study have shown that communication of individual responsibility for personal health develops heterogeneously. High demands in the area of nutrition and physical activity become apparent. However, when faced with an increasingly severe illness, these demands tend to decrease. The meaning of health as a construct is determined by optical characteristics, control, discipline and efficiency as well as fertility and virility.

The initial hypothesis, that the communication of personal responsibility for health leads to a performance-related view of health undergoes an argumentative reversal: The communication of that what the subjects should understand by "health" determines their responsible, health-related behavior. It is assumed that any behavior patterns are classified as either healthy or harmful, a modification of needs forms and a transformation from obligation to desire announces itself.

Keywords: responsibility/ health/ discourse analysis

Inhaltsverzeichnis

Abbildungsverzeichnis

Tabellenverzeichnis

Gender-Erklärung

Sämtliche Geschlechtsformen sind in der vorliegenden Masterthesis gleichge-
stellt; lediglich aus Gründen der Vereinfachung wurde vereinzelt die männliche
Form gewählt. Zumeist wird in dieser Arbeit von dem Individuum bzw. dem
Subjekt gesprochen, sodass jegliche Geschlechter angesprochen werden.

Anmerkung

„Es wird dafür plädiert, von strengen Methodisierungsversuchen Abstand zu nehmen. Diskursanalyse wird als Hybrid begriffen, d.h., sie ist sowohl gegenstandskonstituierende Theorie als auch Forschungsstrategie. Diese scheinbare strukturelle Schwäche verlangt zwar vom Forscher ein hohes Maß an Reflexionsvermögen und Plausibilität bei der Umsetzung, um der Gefahr eines sich selbst beweisenden Verfahrens zu entgehen, impliziert aber ebenso das erkenntnisgenerierende Potenzial der Diskursanalyse." (Großkopf 2012: 109)

"Der Dalai Lama wurde gefragt, was ihn am meisten überrascht; er sagte: Der Mensch, denn er opfert seine Gesundheit, um Geld zu machen. Dann opfert er sein Geld, um seine Gesundheit wiederzuerlangen. Und dann ist er so ängstlich wegen der Zukunft, dass er die Gegenwart nicht genießt; das Resultat ist, dass er nicht in der Gegenwart lebt; er lebt, als würde er nie sterben, und dann stirbt er und hat nie wirklich gelebt." (Dalai Lama)

1 Einleitung

Die vorliegende Arbeit untersucht anhand eines diskurstheoretischen Ansatzes den Gegenstand der Eigenverantwortung in Bezug auf das Gesundheitsverhalten, um neue Impulse für die Betrachtung dieses Themenspektrums zu konstituieren. Bereits im *Fünften* Buch *Sozialgesetzbuch* (*SGB* V, 2015) heißt es in § 1 Solidarität und Eigenverantwortung:

> „Die Versicherten sind für ihre Gesundheit mitverantwortlich; sie sollen durch eine gesundheitsbewusste Lebensführung, durch frühzeitige Beteiligung an gesundheitlichen Vorsorgemaßnahmen sowie durch aktive Mitwirkung an Krankenbehandlung und Rehabilitation dazu beitragen, den Eintritt von Krankheit und Behinderung zu vermeiden oder ihre Folgen zu überwinden."

Die zunehmende Forderung, Verantwortung für die eigene Gesundheit zu übernehmen, erscheint in Zeiten eines unterstellten Ressourcenmangels im Gesundheitswesen als plausible Handlungsstrategie, um den Individuen zu ihrem eigenen Vorteil zur Gesundheit zu verhelfen, sie folglich jedoch auch dazu anzuhalten, möglichst lange keine Kosten zu verursachen. Die programmatische Konzentration der von Schmidt (2008: 199 ff.) betitelten ‚Gesund & Mündig-Kampagne' kaschiert einerseits die Tatsache, dass Menschen nicht fortwährend zu produktiver Selbststeuerung fähig sind. Andererseits scheint es auch bei vorliegender Möglichkeit und dem Willen zur Verantwortungsübernahme notwendig, deren Folgen im Sinne von Risiken und Potenzialen zu beachten. In nahezu jedem Bereich des täglichen Lebens werden Produkte und Dienstleistungen unter dem Label „Gesundheit" vermarktet, was zur Folge hat, dass sich für Menschen fortlaufend Optionen auftun, vermeintlich gesundheitsförderliche bzw. gesundheitsabträgliche Entscheidungen zu treffen. Diese eigenverantwortlich getroffenen Entscheidungen bergen sowohl hinsichtlich der Auswirkungen auf, als auch der Beurteilungen durch die Gesellschaft insbesondere im gesundheitlichen Kontext Gefahren (ebd.). Denn die Verantwortungszurechnung orientiere sich, wie es Schorb & Schmidt-Semisch (2012: 57) konstatieren, weniger an objektiven Kriterien, sondern vielmehr an normativen Grundsätze. Die gewünschte gesundheitliche Eigenverantwortung manifestiert sich dabei gesellschaftskonform stets in der Wahl ‚gesundheitsförderlicher' und dem Verzicht ‚gesundheitsabträglicher' Alternativen. Anderenfalls drohen finanzielle, gesellschaftliche oder moralische Sanktionen. So werden bei Nichteinhaltung empfohlener Verhaltensweisen zur Gesundheitserhaltung Fragen von Schuld und moralischen

Urteilen aufgeworfen (Schmidt, 2008). Vor diesem Hintergrund zieht meine Masterthesis eine exemplarische Erkundung der gesundheitlichen Eigenverantwortung einer systematischen Darstellung vor. Eigenverantwortung stärken: ein Konzept von hoher sozialer Attraktivität – aber unter welchen Bedingungen?

Die Perspektive, aus der die geschilderte Thematik betrachtet wird, gestaltet sich kritisch analysierend auf das populäre Konstrukt gesundheitlicher Eigenverantwortung. Die Allgegenwärtigkeit des Begriffes legt die Vermutung nahe, dass es sich dabei um ein Schlagwort handelt, unter welchem sich höchst Unterschiedliches subsumieren lässt. Eigenverantwortung hinsichtlich der eigenen Gesundheit geht grundsätzlich mit einer Vielzahl an Wahlmöglichkeiten einher. Nach der Analyse individueller Risikofaktoren sei man laut Hanses (2010) gewissermaßen dazu verpflichtet, sämtliche Verhaltensweisen so zu verändern, dass jenen Risiken Einhalt geboten werde. Ausreichend Bewegung, eine ausgewogene Ernährungsweise, der maßvolle Umgang mit Genussmitteln, die Bereitschaft zur Aneignung von Wissen über potenzielle Risikofaktoren sowie deren Vermeidung gelten im gesellschaftskonformen Gesundheitskonzept als vorbildlich (ebd.). So ist in diesem Zusammenhang auch der Diskurs von Risikofaktoren von Belang. Einerseits muss herausgearbeitet werden, welche Gesundheitsrisiken öffentlich kommuniziert werden und andererseits, welche Verantwortungszuschreibungen damit einhergehen und welches Ausmaß diese annehmen.

Objektive Einschätzungen gesundheitlicher Risiken beruhen auf statistischen Wahrscheinlichkeiten, Erkenntnissen der Epidemiologie und Grenzwerten, woraus nach Schmidt-Semisch & Schorb (2012: 54) eine spezifische Form von Rationalität resultiere. Die rationalen Erkenntnisse besäßen somit bereits aufgrund ihrer wissenschaftlichen Neutralität den Charakter einer unanfechtbaren Gewissheit (ebd.). So können sich, wie bereits Pfaller (2012) konkludiert, alltägliche Annehmlichkeiten, die einst den Charakter Lebensqualität steigernder Bereicherung besaßen, zu möglichst konsequent vermiedenen Gesundheitsrisiken transformieren. Brunnett (2007: 174) merkt diesbezüglich an, dass das moderne Gesundheitsstreben in Eigenverantwortung keinem intrinsischen Selbsterhaltungstrieb verschuldet sei, sondern vielmehr ein Statussymbol darstelle. In diesem Zusammenhang können auch Parallelen zu dem von dem deutschen Soziologen Ulrich Bröckling geprägten Begriff des ‚unternehmerischen Selbst' im Rahmen der Ökonomisierung des Sozialen gezogen werden, worauf im Kapitel 2.4 näher eingegangen wird.

In den vergangenen Jahren zeichnete sich ein paradigmatischer Wandel des Gesundheitsverhaltens im Sinne einer Verantwortungsverschiebung hin zum

Subjekt ab (Brunnett, 2007). Die Ausgangshypothese des vorliegenden Beitrags beruht auf der Annahme, dass die direkte und indirekte Kommunikation gesundheitlicher Eigenverantwortung zu einem entfremdeten Verständnis von Gesundheit führt. Ein Verständnis von Gesundheit, das weniger auf das Wohlbefinden des Individuums fokussiert, sondern vielmehr durch Leistungsfähigkeit auf verschiedenen Ebenen des Lebens charakterisiert wird.

Meine Masterthesis verfolgt demnach das Ziel, den gesundheitlichen Eigenverantwortungsdiskurs näher zu beleuchten, dessen Gültigkeit zu hinterfragen und herauszuarbeiten, welche Botschaften und Erwartungen diesbezüglich an die Individuen herangetragen werden. Es wird implizit untersucht, ob durch den Eigenverantwortungsdiskurs definitorisch ein „Zustand des vollständigen körperlichen, geistigen und sozialen Wohlergehens und nicht nur das Fehlen von Krankheit oder Gebrechen" (WHO, 2014) gestützt wird. Das bedeutet, es soll eine Antwort darauf gefunden werden, welches Bild von Gesundheit dem Empfänger von Gesundheitsinformationen – explizit konkreter Verhaltensempfehlungen und deren Umsetzung – vermittelt wird. Folgenden Forschungsfragen wird demnach konkret nachgegangen:

- Wie wird das Thema gesundheitlicher Eigenverantwortung in den deutschen Printmedien kommuniziert?
- Welche Anforderungen werden an die Subjekte herangetragen?
- Welches Verständnis von Gesundheit wird in diesem Zusammenhang konstruiert?

Das übergeordnete Ziel dieser Arbeit besteht darin, den Leser dazu zu motivieren, sich einerseits seine persönliche Definition von Gesundheit zu vergegenwärtigen und sich andererseits deren Ursprung und Herleitung zu verdeutlichen. Aus der Public Health-Perspektive sollen die Ergebnisse dieses Beitrages zunächst den kommunizierten Umgang mit Eigenverantwortung für die Gesundheit darlegen und darauf aufbauend Gedankenanstöße für die Prüfung seiner Chancen und Risiken bewirken. Die Verantwortungsübernahme für das in unseren Breitengraden derart hoch bewertete Gut Gesundheit und deren Kommunikation stellt wie in Kapitel 2 erläutert, sowohl eine gesundheitspolitisch als auch soziokulturell bedeutsame Thematik dar, die insbesondere im Zuge von voranschreitenden Sparmaßnahmen und wachsender sozialer Ungleichheit ihre Aktualität beweist (Ahrens, 2007; Schmeinck, 2007; Schmidt, 2008). Eben hierin liegt die gesundheitswissenschaftliche Relevanz dieser Arbeit begründet, welche von meinem persönlichen Interesse für den gewählten Themenkomplex Eigenverantwortung und Gesundheit begleitet wird.

In dem Untersuchungsgebiet liegen weitere interessante Aspekte, auf die in Anbetracht des Umfanges der Masterthesis nicht näher eingegangen werden kann. Diese beziehen sich zum einen auf gesundheitspolitische Entscheidungen hinsichtlich der Förderung und Forderung von Eigenverantwortung für die Gesundheit. Zum anderen sollen auch finanzielle Aspekte, das heißt entstehende und vermeidbare Kosten aufgrund zunehmender Verantwortung, nur en passant aufgegriffen werden.

Bei der gewählten Methode zur Klärung der Forschungsfragen handelt es sich, basierend auf der Diskurstheorie des französischen Philosophen Michel Foucault, um die wissenssoziologische Diskursanalyse nach Keller (2011), welche durch Aspekte der kritischen Diskursanalyse nach Jäger & Zimmermann (2010) ergänzt wird. Gesundheitsempfehlungen werden insbesondere auf der medialen Ebene an die Individuen herangetragen. Massenmedien stellen dabei die wichtigste Informationsquelle der Menschen dar, deren Wirkungen sowohl positiv als auch negativ sein können (bpb, 2011). Die themenbezogenen Zeitschriften, aus denen sich der Datenkorpus meiner Analyse speist, sind zum einen die ‚Brigitte‘ und zum anderen die ‚Men's Health‘, um bezüglich der Zielgruppe sowohl Frauen als auch Männer[1] mit einer Altersspanne von 20-59 Jahren zu berücksichtigen (G+J Electronic Media Sales GmbH 2015; Bongertz et al., 2015). Der Diskurs – und im speziellen Falle dieser Arbeit, der Eigenverantwortungsdiskurs – vermag es, das subjektive und kollektive Bewusstsein der Individuen zu formieren. Jenes formierte Bewusstsein stellt die Basis für die Wahrnehmung und Auseinandersetzung mit der Gesellschaft dar und ist hier insbesondere in Bezug auf die Wahrnehmung der Gesundheit respektive wie Menschen mit dieser umgehen, von Belang (Jäger 1997). Das bedeutet, durch den Diskurs wird geprägt, was darunter zu verstehen ist, Gesundheit eigenverantwortlich zu schützen, zu strapazieren oder aber zu vernachlässigen. Im Hinblick auf die Fragestellungen soll das implizite Machtpotenzial diskursanalytisch beleuchtet werden.

Der Aufbau dieser Arbeit wurde unter Berücksichtigung, dass es sich um ein diskursanalytisches Gesamtprojekt handelt, wie folgt konzipiert: Das Kapitel 2 widmet sich der inhaltlichen Einbettung der Thematik und dem Stand der Forschung. Zunächst werden verschiedene Ansätze zur Konstruktion von Gesund-

---

[1] Die Beschränkung auf weibliche und männliche Personen ist nicht der Tatsache geschuldet, dass die Untersuchung nicht auch für weitere Geschlechtsformen interessant wäre, sondern liegt in den zweigeschlechtlich vorstrukturierten Lebenswelt begründet, an der sich die ausgewählten Zeitschriften orientieren.

heit und ihrem Wandel dargelegt, wobei erwähnt werden muss, dass der Leserschaft wohl überlegt keine einheitliche Definition der Begrifflichkeit zugrunde gelegt wird. Dies geschieht einerseits, um der Komplexität des Begriffes und seiner Vielfältigkeit gerecht zu werden und andererseits um zu gewährleisten, dass die Leserin bzw. der Leser die Ergebnisse dieses Beitrages anhand seiner bzw. ihrer Auffassung von Gesundheit reflektieren und verorten kann. Anschließend führe ich nach einer kurzen Darlegung des Begriffes „Eigenverantwortung" und einer Sensibilisierung für die gesundheitliche Verantwortungsverschiebung hin zum Subjekt, den theoriebetonten Stand der Forschung auf. Hier werden befürwortende und kritische Sichtweisen aus Ökonomie und Soziologie dargelegt, um die Aktualität und die Bedeutsamkeit des Gegenstandes der Eigenverantwortung zu konstatieren. Das Defizit an empirischen Ergebnissen greife ich in dem darauf folgenden Kapitel 2.5 auf, um den thematischen Forschungsbedarf zu begründen. Es folgt das Kapitel 3, in welchem der Diskursbegriff im Hinblick auf die Produktion von Wahrheit und die Diskursanalyse als gegenstandskonstituierende Theorie und Forschungsstrategie dargelegt werden. Das 4. Kapitel schildert meine methodische Vorgehensweise, um für die Komplexität des Gesamtwerkes ein adäquates Maß an Transparenz zu gewährleisten. Auf dieser Grundlage erfolgt als Kernstück dieser Arbeit: die Diskursanalyse. Im Kapitel 5 erfolgt diese ergebnisorientiert, indem die aus dem Datenkorpus herausgefilterten Einzelerkenntnisse der Grob- und Feinanalyse in ein übergreifendes Erkenntnisbündel überführt werden, welches hinsichtlich diskurstheoretischer Aspekte reflektiert wird und zielführend Antworten auf die Forschungsfragen beinhaltet. Im Kapitel 6 werden zunächst Stärken und Schwächen der verwendeten Methode sowie deren Umsetzung aufgegriffen, die gewonnenen Ergebnisse in den Gesamtkontext des Kapitels 2 eingebettet und Antworten auf die Forschungsfragen abgeleitet. Schlussfolgernd resümiert das abschließende Kapitel 7 die Kernergebnisse dieser Arbeit, wobei versucht wird, den Leser zu weiterführenden Gedankengängen zu motivieren.

2 Inhaltliche Einbettung und Stand der Forschung

In den folgenden Kapiteln soll zunächst auf die Konstruktion von Gesundheit eingegangen werden, indem verschiedene Definitionen, Beschreibungen und Konzepte sowie der Wandel des Gesundheitsbegriffes präsentiert werden. Das Ziel dieser Darlegung besteht darin, der Leserin bzw. dem Leser zu verdeutlichen, dass es sich bei Gesundheit nicht um einen klar definierbaren Status handelt, der anhand festgelegter Kriterien bestimmbar ist. Vielmehr erscheint es sinnvoll, sich in geistiger Flexibilität und erkenntnisoffen der verschiedenen Sichtweisen auf die Gesundheit als variable Konstruktion bewusst zu werden und diese als komplexen Zustand, der einer kontinuierlichen Veränderung unterliegt, zu begreifen. Anschließend wird der Eigenverantwortungsbegriff skizziert, Perspektiven auf die Übernahme gesundheitlicher Eigenverantwortung vorgestellt und final die empirische Forschungslücke im gewählten Themenkomplex aufgezeigt.

2.1 Gesundheit als Konstruktion

In der Verfassung der Weltgesundheitsorganisation (WHO) Stand Mai 2014 heißt es: „Gesundheit ist ein Zustand des vollständigen körperlichen, geistigen und sozialen Wohlergehens und nicht nur das Fehlen von Krankheit oder Gebrechen." Die Gesundheitsdefinition des Bundesministeriums für Bildung, Wissenschaft, Forschung und Technologie fokussiert auf ähnliche Aspekte: „Gesundheit wird als mehrdimensionales Phänomen (seltsames, ungewöhnliches Ereignis) verstanden und reicht über den ‚Zustand der Abwesenheit von Krankheit‘ hinaus" (BMBF, 1997). Beide Begriffsdefinitionen verweisen auf die subjektiven Dimensionen von Gesundheit, die im Hinblick auf zeitliche und kulturelle Bedingungen zudem einem kontinuierlichen Wandel unterliegen (Bloch, 1995). Hurrelmann (2006: 7) schließt sich dem an und definiert Gesundheit als einen „Zustand des Wohlbefindens einer Person, der gegeben ist, wenn diese Person sich körperlich, psychisch und sozial im Einklang mit den jeweils gegebenen inneren und äußeren Lebensbedingungen befindet". Der objektive und subjektiv empfundene Gesundheitszustand eines Individuums hänge demnach von der Fähigkeit ab, körperliche, seelische und soziale Bereiche in Balance zu bringen. Weiterhin bedinge er sich dadurch, die individuellen Lebensbedingungen mit den gegebenen persönlichen Ressourcen und Zielen in Einklang zu bringen, sodass die Erfüllung von Pflichten und der Genuss von Vergnügen gewährleistet seien (ebd.). Diese Konnotation fasst Freud wie folgt zusammen: „Gesundheit ist die Fähigkeit lieben und arbeiten zu können" (Freud, o.J. in Waller 2006: 9). Der Medizinsoziologe Talcott Parsons hingegen betont den verpflichtenden Charakter im Sinne einer Erfüllung von Rollen und Aufgaben. Er hält Gesundheit für einen „Zustand optimaler Leistungsfähigkeit eines Individuums, für die wirksame Erfüllung der Rollen und Aufgaben, für die es sozialisiert (…) worden ist" (Parsons 1951: 431). Laut Parsons (1958: 10) stelle Gesundheit somit eine der funktionalen Vorbedingungen des sozialen Lebens dar. Denn beinahe in allen Definitionen zähle sie zu den funktionalen Bedürfnissen der Gesellschaftsmitglieder, was dazu führe, dass ein zu niedriges Gesundheitsniveau und ein zu häufiges Krankheitsauftreten dysfunktional im Hinblick auf das Funktionieren eines sozialen Systems seien, da Krankheit die Erfüllung sozialer Rollen unmöglich mache.

Eine sehr lebensbejahende Bezeichnung von Gesundheit führt der deutsche Philosoph Hans-Georg Gadamer (1993: 143 f.) an:

> „Es liegt ganz unzweifelhaft in der Lebendigkeit unserer Natur, (…) dass Gesundheit sich verbirgt. Trotz aller Verborgenheit kommt sie aber in einer Art Wohlgefühl zutage, und mehr noch darin, dass wir vor lauter Wohlgefühl unternehmungsfreudig, erkenntnisoffen und selbstvergessen sind und selbst Strapazen und Anstrengungen kaum spüren - das ist Gesundheit. (…) Gesundheit ist eben überhaupt nicht ein Sich-Fühlen, sondern ein Da-Sein, In-der-Welt-Sein, Mit-den-Menschen-Sein, von den eigenen Aufgaben des täglichen Lebens tätig oder freudig erfüllt sein."

Nach Gadamer zeichne sich Gesundheit dadurch aus, dass sie sich verberge, man sich keinerlei Gedanken um sie machen müsse und sich dennoch durch ein bestimmtes Wohlempfinden gesund fühle, sodass die alltäglichen Herausforderungen motiviert angenommen werden können. Eine weitere philosophische Sichtweise auf die Begrifflichkeit Gesundheit bringt Ernst Bloch an. Er weist insbesondere auf den gesellschaftlichen und kulturellen Wandel hin, dem der Begriff unterliegt. Seinem Verständnis nach sei Gesundheit vielmehr ein gesellschaftlicher als medizinischer Begriff.

> „Gesundheit wiederherstellen, heißt in Wahrheit den Kranken zu jener Art von Gesundheit bringen, die in der jeweiligen Gesellschaft die jeweils anerkannte ist, ja in der Gesellschaft selbst erst gebildet wurde (…). Gesundheit ist in der kapitalistischen Gesellschaft Erwerbsfähigkeit, unter Griechen war sie Genussfähigkeit, im Mittelalter Glaubensfähigkeit." (Bloch 1995: 539)

Der Historiker und Soziologe Alfons Labisch (1992: 12) vertritt die Ansicht, dass alle Deutungen von Gesundheit auf eine vorweggenommene Ordnung verweisen würden. In wissenschaftlichen Untersuchungen über den Gesundheitsbegriff werde deutlich, dass dieser grundsätzlich nicht von Wertvorstellungen zu trennen sei. Die Normalität des Körpers gehe unmerklich in eine Normativität, eine Wertbezogenheit des Körpers über. Er führt weiterhin an: „Gesundheit im allgemeinen Sinn ist (…) eine Normativitätsvorstellung des Körpers (…), die diesen jetzt und zukünftig als organische Grundlage individuellen und sozialen Handelns im Rahmen der dafür vorgegebenen Werte gestaltet und berechenbar zur Verfügung hält" (ebd.: 16). Laut Labisch (1992: 17) handele es sich bei Gesundheit und Krankheit um inhaltsleere Worthülsen, die sich aus vorgegebenen Blickrichtungen jeweils neu füllen ließen. Er assoziiert mit dem Gesundheitsbegriff somit grundsätzlich Wertvorstellungen und den Übergang eines Normalitätsgedankens des Körpers in eine Normativitätsvorstellung zur Zielerreichung einer inhaltsleeren Worthülse.

Während Parsons (1951) Gesundheit im Zusammenhang mit den Vorbedingungen eines jeden sozialen Systems und der Rollenerfüllung sieht, erkennt Gadamer (1993) darin ein freudiges Erfülltsein von den eigenen Aufgaben des täglichen Lebens und nach Bloch (1995) sei die Tatsache relevant, dass Gesundheit in der jeweiligen Gesellschaft gebildet werde. Die aufgeführten Definitionen erlauben einen ersten Eindruck darüber, welche Vielfältigkeit der Gesundheitsbegriff aufweist und wie sein jeweiliger Sinngehalt durch die Schwerpunktsetzung in der Formulierung durchaus divergent dargestellt werden kann. In diesem Zusammenhang merkt Brunnett (2007: 170) an, dass wissenschaftliche Konzepte, individuelle Gefühle, Erfahrungen und Vorstellungen von Gesundheit nicht natürlich, sondern sozio-kulturell und historisch höchst kontingent seien. Sie schlussfolgert, dass Gesundheit demnach sozial konstruiert werde und dies die Frage aufwerfe, wie sie in den Medien oder der Medizin entworfen wird (ebd.). Jener Frage wird im Verlauf der vorliegenden Ausarbeitung kontextsensitiv nachgegangen.

Eine weitere Erkenntnis liefert Mazumdar (2004), indem er in seinem Artikel über den „Gesundheitsimperativ" den Paradigmenwechsel des Gesundheitsdiskurses veranschaulicht. In den 80er und 90er Jahren unterlag der Begriff einem Wandel von der reinen Krankheitsabwehr hin zur Vernetzung mit dem Glück und Glücksversprechen. Gesundheit würde demnach nicht mehr ausschließlich im Rahmen medizinischer Expertise entstehen, sondern sei im Zusammenhang mit alltäglicher Lebensqualität, Wohlbefinden und Glück eigens erreichbar vor dem Hintergrund, dass Gesundheit und Genuss miteinander vereinbar seien. Das Phänomen, dass Gesundheit und Glück zunehmend zusammenfließen, führe dazu, dass sich die Beliebtheit und Undefinierbarkeit des Glücksbegriffes auf den der Gesundheit abfärbe und Definitionsversuche von Gesundheit zur zirkulären Herausforderung würden. Bedeutsam erscheint dabei seine Erkenntnis, dass jener schwer definierbare Gesundheitszustand obligatorisch sei: „Gleichgültig, ob man „dafür" oder „dagegen" ist, ob man für die eine oder die andere Auffassung von Gesundheit und Krankheit ist: man *hat* gesund zu sein" (ebd.: 14, Hervorh. im Original). Auch das Arzt-Patienten-Verhältnis habe sich verändert: beide würden sich nun als gleichberechtigte Subjekte begegnen und der Heilungsprozess durch eine gemeinsame Entscheidungsfindung herbeigeführt. Der pathogenetische und reduktive Gesundheitsbegriff trete in den Hintergrund und schaffe Raum für ein Verständnis von Gesundheit, das durch ein biopolitisches und produktives Wohlbefinden charakterisiert sei, wobei der Wille zur Gesundheit die Konstante in diesem Paradigmenwechsel darstelle. Der Wandel vom pathogenetischen zum salutogenetischen Ansatz impliziere darüber hinaus ein Mehr an Eigenverantwortung, indem Gesundheit keine fixe Konstitution mehr sei, sondern vielmehr einen Prozesscharakter besäße. Es ginge nicht mehr um die Vermeidung von Risikofaktoren, sondern um deren Bewältigung (ebd.: 22). Vor dem Hintergrund einer positiven Gesundheitstheorie handele es sich bei Gesundheit demnach nicht um einen Zustand, sondern um ein „labiles, aktives und sich dynamisch regulierendes Geschehen zwischen den Risikofaktoren und dem *coping*" (ebd.: 20, Hervorh. im Original). Der Autor erkennt somit einen Wandel des Gesundheitsdenkens, der zu einer Verschiebung der Position von Gesundheit führe. Während die Botschaft früher lautete, dass man erst gesund sein müsse, um bestimmte Tätigkeiten wie zum Beispiel eine Reise unternehmen zu können, gelte nun die Devise, eine Reise zu unternehmen, da diese förderlich für die Gesundheit sei (ebd.: 24 f.).

Hinsichtlich des Zusammenhangs von Bio-Medizin und Gesundheit kritisierte Ivan Illich in seiner Studie über die „Nemesis der Medizin" (1995) die soziale Enteignung der Gesundheit, indem er die expansive Ausweitung der Bio-Medizin auf den menschlichen Körper, die Gesundheit und das gesamte Leben thematisierte. Brunnet (2007: 176) resümiert diesbezüglich die Gedanken Foucaults (1976), der die Ansicht vertrat, dass die Bio-Medizin eine paradigmatische Gestalt in einer Normalisierungsgesellschaft annehme. Weiterhin würde sie den Code dafür präsentieren, was als normal und was als pathologisch anzusehen sei, das bedeutet, auch für die Abgrenzung von Norm und Abweichung sowie deren Korrekturbedürftigkeit verantwortlich zu sein. Aus der impliziten Kritik, dass die Menschen durch die Medizin ihrer Autonomie und Eigenverantwortung beraubt werden würden, entstanden gesundheitsalternative Gegenbewegungen, die auf die Selbstheilungskräfte fokussierten und somit – wie im folgenden Kapitel vertieft wird – eine pragmatische Verantwortungsverschiebung zum Subjekt bewirkten (Brunnett, 2007: 173). Konzepte der Selbstverantwortung und Persönlichkeitsentwicklung, die weitrechende Verhaltensänderungen der Subjekte unabdingbar werden lassen, gewinnen folglich an Bedeutung. Brunnett beschreibt weiterhin, dass eine minutiöse Selbstbeobachtung, die Übernahme von mehr Eigenverantwortung und drastische Umstellungen der Lebensführung die Basis für dieses neue Gesundheitskonzept darstellen würden. Individuell angepasste Heilungsverfahren, bei denen der Patient möglichst intensiv befähigt wird, sich selbst respektive seine Erkrankung eigenständig zu managen, sollen dabei zu subjektiver Sinnstiftung führen (ebd.). Resümiert bedeutet dies, dass Gesundheit in das Subjekt hineinverlagert wird und somit eine Veränderung des Gesundheitsbegriffes resultiert. Nach Brunnet (2007: 174) würde Gesundheit zum Bestandteil der Identität, zum Ausdruck der Persönlichkeit werden und fungiere folglich auch als Statussymbol. Die selbstexpressive Funktion lasse sie zu einem Symbolwert werden, was im Kontrast zu ihrem zweckorientierten Bedeutungsgehalt stehe. Dabei würden das Körperbewusstsein und das Gesundheitsinteresse insbesondere unter der konsumfreudigen Mittelklasse steigen, die über die ausreichenden finanziellen Ressourcen verfüge, um außerordentlich in gesundheitliche Produkte und Dienstleistungen zu investieren. Die unmittelbare Konsequenz hieraus bestehe in der Transformation von Gesundheit, die nicht mehr lediglich als existenzielles Erfordernis betrachtet werde, sondern sich darüber hinaus zu einem kulturellen Bestreben wandele. Die Ausübung bestimmter Gesundheitspraktiken, spezielle Konzepte oder Produkte seien vor diesem Hintergrund variabel. Worauf es ankomme, so Brunnett, sei, dass diese innerhalb einer Kultur als gesund codiert und decodiert werden können (ebd.).

Vor dem Hintergrund gesundheitlicher Machtdimensionen und Regierungselemente der Gesundheit erwähnt Brunnett (2007: 177 f.), basierend auf den Gouvernementalitätsstudien Foucaults (1983), die Selbsttechnologien, mit denen die Subjekte auf sich selbst gestaltend Einfluss nehmen können und welche analytisch auf sozial wirkende Machttechnologien bezogen werden können. Hinsichtlich des hohen Stellenwertes von Eigenverantwortung weise diese Theorie in der neuen Kultur von Gesundheit eine hohe Evidenz auf. Es scheint sich so-

mit eine Veränderung des Gesundheitsbegriffes von zweckmäßiger Funktions-
tüchtigkeit von Körper und Geist zu Autonomie und Verantwortung der Individuen als Ausdruck von Gesundheit herauszukristallisieren. Jede Gesundheits-
handlung vermag es, auf die Persönlichkeit und ihren eigenen Willen zurückge-
führt werden zu können, was zu mehr Eigenverantwortlichkeitsgefühlen der Individuen führt. Die Verlagerung der Gesundheitszuständigkeit in das Subjekt
nimmt ihren Lauf (Rose: 1999). Die bereitwillige Selbsteinwirkung in Richtung
Gesundheitserhaltung erscheint hierbei als ein bedeutsames Phänomen.
Duttweiler (2005: 266 f.) spricht in diesem Zusammenhang von Techniken
selbstbestimmter Stimulierung und Intensivierung der Lebensqualität. Gesundheitsbemühungen erfolgen somit nicht mehr unter dem Deckmantel der Strenge,
sondern in bereitwilliger Selbstfürsorge (Duttweiler 2005; Bröckling 2007).
Nicht mehr Kontrolle sei das Leitmotiv, nach dem die Subjekte handeln, sondern die Entfaltung und Erweiterung des Selbst. Das Problem, das sich hieraus
jedoch ergibt, liegt in der Tatsache, dass Individuen gesundheitliche Hand-
lungsmöglichkeiten zunächst erkennen oder erst schaffen, danach nutzen und
folglich auch limitieren müssen. Gesundheitsunternehmungen und ein adäquates
Risikomanagement sind gezielt und rational zu praktizieren. Wenn Gesundheit
und Krankheit im eigenen Willensbereich verortet werden, so wird Krankheit
unweigerlich mit fehlender Bereitschaft zu einer gesundheitsförderlichen Verhaltensweise und mangelnder Achtsamkeit assoziiert oder aber als Ausdruck
einer freien Wahl zu einer gesundheitsabträglichen Lebensweise gedeutet. Hieraus folgt dann die individuelle Selbstverantwortung mit all ihren Konsequenzen
auf gesellschaftlicher und politischer Ebene (Greco, 2000).

In Folge dieser Entwicklungen ergeben sich Veränderungen der sozio-
kulturellen Bewertung des Gesundheitsbegriffes. Während zuvor die bevormun-
dende Medizin auch mit entlastenden Elementen in Bezug auf die Aufgaben-
vollbringung und Erfüllung der Rollenerwartungen für die Individuen einher-
ging, müssen diese nun aktiv und selbstverantwortlich für ihre Gesundheit Sorge
tragen. Dies hat im Sinne einer erfolgreichen Anpassung an die Umwelt zu erfolgen, um Krankheiten, die ein selbstverschuldetes Scheitern dieser Bemühungen implizieren, zu vermeiden (Link 1996; Parsons 1968).

Ersichtlich wird aus diesen Trends ein politisches Phänomen. Die wohlfahrts-
staatliche, soziale Absicherung tritt in den Hintergrund und schafft Raum für ein
eigenverantwortliches, rationales Selbstmanagement neoliberaler Konzeptionen.
Der achtsame Umgang mit der eigenen Gesundheit, eine Sensibilisierung für
allgegenwärtig scheinende Risikofaktoren des individuellen Lebensentwurfes

sowie die Etablierung einer vorbildlichen Gesundheitskompetenz werden zunehmend sowohl gefördert als auch gefordert (Kickbusch, 2006). In unterschiedlichen Kontexten und hinsichtlich divergenter Begriffe und Konzepte des Gesundheitsbegriffes, so stellen Schmidt-Semisch & Hehlmann (2014) fest, würde an das autonome Subjekt als Unternehmer seiner selbst bzw. seiner Gesundheit appelliert. Durch dieses Phänomen würden bereits spezifische Wahrnehmungs-, Beurteilungs- und Handlungsweisen geprägt und eine spezifische Wirklichkeit im Hinblick auf die Konstruktion von Gesundheit hervorgebracht.

2.2 Eigenverantwortliches Gesundheitsverhalten

Der Begriff ‚Eigenverantwortung' findet sehr häufig in den verschiedensten Kontexten, wie der Gesundheitsreform, der Rentenreform oder dem Arbeitsmarkt Verwendung. Zunächst handelte es sich ausschließlich um ein Verb („verantwurten" oder „verantwürten"), womit gemeint war, sich hinsichtlich einer Tat vor einer überlegenen Instanz zu äußern. Das bedeutet, sich zu verantworten bedingte, dass zuvor etwas vorgefallen war. Der „Täter" wurde nach der Auskunft zur Verantwortung gezogen und empfing seine Sanktion. Die Wortbildung „verantwortlich" entstand im 17. Jahrhundert, wobei galt, dass die Person, die verantwortlich ist, Rechenschaft schuldet. Der Verantwortung ging dabei stets ein Vorfall voraus. Erst im 20. Jahrhundert tauchte der Verantwortungsbegriff in dem Sinne auf, wie er heutzutage antizipierend Gebrauch findet. Stets ging es jedoch um Verantwortung *für* etwas *vor* jemandem bzw. vor einer externen Instanz oder einer künftigen Generation. Die Wortkombination *Eigen*verantwortung scheint vor jenem Hintergrund einerseits paradox und andererseits sinnwidrig. Sich vor einer Instanz für das eigene Handeln und Unterlassen zu verantworten erscheint plausibel. Das sich selbst vor sich selbst zu verantworten ergibt hingegen auf den ersten Blick keinen Sinn. Im Zuge des sozialen Liberalismus im 19. Jahrhundert und nationalökonomischen Aufschwüngen im 20. Jahrhundert traten für das Idealbild des aktiven Staatsbürgers Merkmale wie Selbstschutz und Unabhängigkeit in den Vordergrund und mithin gewann das Verantwortungsbewusstsein für die eigene Person an Bedeutung (Leicht, 2004).

Mit dem Fokus auf die gesundheitliche Eigenverantwortung erfuhr, wie bereits erwähnt, die klassische Bio-Medizin in den 1970er Jahren beispielsweise im Konzept der Medikalisierung (Illich, 1995) Kritik, da Menschen durch sie ihrer Autonomie und Eigenverantwortung beraubt würden und deren expansive Ausweitung nicht lediglich die Gesundheit, sondern auch die Einbindung in die Politik und gesellschaftliche Ökonomieräume und somit das gesamte Leben erfasse.

Dieser Kritik der sozialen Enteignung von Gesundheit folgte seit 1980 eine Gegenbewegung, welche sich der autoritären Arzt-Patienten-Beziehung widersetzte (Brunnett 2007: 171 ff.). Die Schlagworte „Subjektivierung", „Individualität", „Empowerment" und „Eigenverantwortung", auf welche in den folgenden Unterkapiteln näher eingegangen wird, gewannen zunehmend an Bedeutung. Ein partnerschaftliches Arzt-Patienten-Verhältnis im Rahmen des *shared decision making* oder Disease Management Programmen bzw. der integrierten Versorgung, in denen der Patient möglichst viel Mitspracherecht behält und Verantwortung trägt, genoss zunehmend einen positiven Ruf (Ahrens 2007; Schmeinck 2007). Unterstützt wird dieser Trend durch unterstellte begrenzte Ressourcen und erwünschte Kostensenkungen im Gesundheitssystem (ebd.). Durch ein Mehr an gesundheitlicher Eigenverantwortung wird sich erhofft, dass Menschen gesünder sind, das Gesundheitswesen weniger in beansprucht wird und somit Ressourcen geschont, anstatt überstrapaziert werden.

> „Seit es den aktivierenden Sozialstaat gibt, wird über Änderungsoptionen diskutiert. In den letzten Jahren ist jedoch ein grundsätzlicher Wechsel erkennbar, der sich in den Begriffen "Aktivierender Staat", "Sozialinvestiver Staat", "Gewährleistungsstaat" oder "Workfare Politik" manifestiert und auf Distanz geht zum klassischen "Versorgenden" oder "Fürsorgenden Wohlfahrtsstaat". Der Rückbau zielt darauf ab, Umfang und Zuständigkeiten der zentralen gesellschaftlichen Akteure – Staat, Markt, Zivilgesellschaft – neu zu organisieren. (...) Die Bürgerinnen sollen an privater Verantwortung für das eigene Dasein zulegen (...)." (Schmidt, Kolip 2007: 84)

Um eine kritische Hinterfragung jener paradigmatischen Verantwortungsverschiebung zu ermöglichen, werden im folgenden Kapitel verschiedene Sichtweisen auf das Thema „gesundheitliche Eigenverantwortung" vorgestellt. Durch die Darstellung unterschiedlicher Theorien aus soziologischer und ökonomischer Perspektive wird beabsichtigt, ein tieferes Verständnis sowohl für die Befürwortung als auch die Kritik zunehmender Eigenverantwortungsforderungen zu entwickeln.

2.3 Förderung gesundheitlicher Eigenverantwortung

Befürwortend hinsichtlich der Übernahme von Eigenverantwortung für die Gesundheit heißt es im SGB V (2015), dass die Versicherten „durch frühzeitige Beteiligung an gesundheitlichen Vorsorgemaßnahmen sowie durch aktive Mitwirkung an Krankenbehandlung und Rehabilitation dazu beitragen [sollen], den

Eintritt von Krankheit und Behinderung zu <u>vermeiden</u> oder ihre Folgen zu <u>überwinden</u>." Insbesondere die Aktivität der Individuen wird hier betont, indem von ihnen gefordert wird, dass sie sich aktiv *beteiligen, mitwirken, beitragen, vermeiden* und *überwinden* sollen. Das SGB V als bedeutsames Dokument im Hinblick auf die Ausrichtung des Gesundheitswesens, das die Organisation, Versicherungspflicht und Leistungen der gesetzlichen Krankenkassen festlegt, befürwortet demnach den Ausbau gesundheitlichen Eigenverantwortungsbewusstseins.

Der Rechtswissenschaftler Hans-Jürgen Ahrens (2007) äußert sich in seinem Beitrag ‚Zwischen Solidarität und Eigenverantwortung' vor dem Hintergrund von Effizienz, Qualität und Nachhaltigkeit im Gesundheitswesen ergänzend zu der Thematik. Er schildert seine Sichtweise insbesondere hinsichtlich der Finanzierungsprobleme in der sozialen Sicherungsstruktur. Solidarität und Eigenverantwortung seien laut Ahrens zunächst inflationär verwendete Begriffe. Während Solidarität ein Maß an prinzipieller Mitmenschlichkeit impliziere und sich aus freien Stücken begründe, handele es sich bei Eigenverantwortung nach der soziologischen Definition um „die Fähigkeit und die Bereitschaft, für das eigene Handeln, Reden und Unterlassen Verantwortung zu tragen. Das bedeutet, dass man für die eigenen Taten einsteht und die Konsequenzen dafür trägt" (Ahrens 2007: 238). Nach Ahrens würde der Begriff der Eigenverantwortung zunehmend falsch als Gegenteil von Solidarität verstanden. Jedoch würden sich diese beiden Zielgrößen nicht ausschließen. Eigenverantwortung sei ein Bestandteil der Solidarität: Jemand der eigenverantwortlich handele, handele auch im Sinne seiner Mitmenschen und damit solidarisch. Er stützt seine Sichtweise anhand des Beispiels, dass eine gesundheitsbewusste Lebensweise zu weniger Krankheiten beim Individuum führe, somit weniger Leistungen aus der gesetzlichen Krankenversicherung beansprucht würden und folglich der Solidargemeinschaft mehr Mittel zur Verfügung stünden (ebd.: 238 f.). Dieses aufgeführte Beispiel verdeutlicht, dass die Harmonie von Eigenverantwortung und Solidarität nur stabil gelten kann, solange sich die Subjekte der gerade herrschenden Gesundheitsnorm unterwerfen und sie sich für eine gesellschaftskonform gesundheitsförderliche Lebensführung entscheiden.

Ahrens (2007: 239) betont, dass Eigenverantwortung die Möglichkeit zur Selbstbestimmung voraussetze, denn nur wer tatsächlich in der Lage sei, selber Entscheidungen zu treffen, könne auch eigenverantwortlich agieren. Er schlussfolgert, dass die Patienteninformation im deutschen Gesundheitswesen daher an Bedeutung gewinne und misst der Wissensvermittlung ein hohes Maß an Bedeutung bei. Kontrastierend hierzu merkt Schmidt (2008) an, dass es sich hierbei um eine unterkomplexe Annahme handele. Reine Wissensvermittlung und Befähigungsunterfangen würden kaum zu dem gewünschten Effekt führen, dass die Menschen tatsächlich zu mehr Selbstbestimmungen gelangen.

Seit dem Gesundheitsmodernisierungsgesetz (GMG) 2004 sei laut Ahrens (2007: 239 f.) das Maß an gesundheitlicher Verantwortungsübernahme in den vergangenen Jahren durch Leistungsbegrenzungen der gesetzlichen Krankenversicherung (GKV) bzw. einer höheren Kostenbeteiligung bereits gestiegen. Durch eine höhere finanzielle Beteiligung an den Gesundheitsausgaben stehe der Aspekt der Eigenverantwortung demnach unmittelbar im Zusammenhang mit Kostenfaktoren im Gesundheitswesen. Auch Bonusmodelle und Bonustarife, die von zahlreichen Krankenkassen angeboten werden, würden auf mehr Eigenverantwortung abzielen. Durch Selbstbehalte oder Vergünstigungen respektive die Teilnahme an bestimmten Präventionsprogrammen oder Fitnessangeboten würden die Mitglieder für ihr eigenverantwortliches Gesundheitshandeln sensibilisiert. Gesteigerte Zahlen an Teilnehmern von Primärpräventionsprogrammen und Angeboten der betrieblichen Gesundheitsförderung bewertet Ahrens positiv, indem er von „Erfolg" aufgrund eines „guten Beratungsangebotes der Krankenkassen" spricht (ebd.: 240 f.).

Dennoch würde sich die GKV im Spannungsfeld zwischen Eigenverantwortung und Solidarität befinden und stünde vor der Herausforderung, die Balance zwischen Verantwortung des Einzelnen und Absicherung durch die Solidargemeinschaft zu finden. Ahrens warnt vor einer Überforderung sowohl der Solidargemeinschaft als auch des Einzelnen. Neue Herausforderungen, der demographische Wandel und der medizinische Fortschritt würden jedoch einen Ausbau sowohl an Solidarität, als auch an Eigenverantwortung verlangen. Neue Konzepte im Rahmen der Disease Management-Programme oder der Integrierten Versorgung hält Ahrens für äußerst zweckstiftend: „Überhaupt sind die neuen Versorgungsformen (...) eine gute Möglichkeit, um die Verantwortung der Patienten einfacher, besser und gleichzeitig effizienter zu gestalten. Deshalb ist es sinnvoll, dass die Anschubfinanzierung der integrierten Versorgung nun verlängert wird – ein weiterer Vorstoß für mehr Eigenverantwortung (...)" (ebd.: 242).

Die Informationsvermittlung stellt für Ahrens hierbei ein Allheilmittel dar. Die Menschen bräuchten bessere und mehr Informationen, um zu Managern ihrer Krankheit und zu Partnern der Ärzte zu werden. „Solch ein Mehr an Wissen und damit die Chance, mehr Verantwortung zu übernehmen, soll den Versicherten unter anderem auch durch die unabhängige Patienten- und Verbraucherberatung (...) ermöglicht werden" (ebd.: 243).

Für Ahrens heißt Eigenverantwortung auch, sein Leben so zu gestalten, dass Krankheiten verhindert oder hinausgezögert werden. Folglich spricht er sich für die Teilnahme an Präventionsprogrammen aus sowie für den Ausbau der betrieblichen Gesundheitsförderung. Eigenverantwortung heiße auch, dass die Arbeitgeber verantwortlich dafür seien, ihre Mitarbeiter fit zu halten. Denn gesunde Arbeitnehmer seien ein entscheidender Wettbewerbsvorteil für Unternehmen und ein wichtiger Standortfaktor für Deutschland (ebd.: 244). Obwohl sich Ahrens konsequent positiv gegenüber einer zunehmenden gesundheitlichen Verantwortungsübernahme äußert, spricht er sich zugleich auch ausdrücklich für die Beibehaltung des solidarischen Sicherungssystems der GKV aus. Nur eben unter einer Zukunftssicherung, die mittels gesteigerter Eigenverantwortung (nach seinen Indikatoren insbesondere gekennzeichnet durch finanzielle Selbstbeteiligung und aktiv gestalteter, gesunder Lebensweise) hergestellt wird und vornehmlich durch Informationsvermittlung etabliert würde.

Der Verbandschef der Betriebskrankenkassen (BKK) Wolfgang Schmeinck schließt sich der Befürwortung des Ausbaus gesundheitlicher Eigenverantwortung an. Er betont jedoch, dass es bisher „keine abschließende und allgemein konsentierte Definition von Eigenverantwortung [gebe]" (Schmeinck 2007: 248). Er bedauert, dass der Begriff in der öffentlichen Wahrnehmung negativ besetzt sei, aufgrund der Verwendung in der politischen Rhetorik, wenn es darum gehe, die Verschiebung der Lasten auf das Versichertenkollektiv akzeptabel und wohlklingend zu begründen. Instrumente zur Stärkung der Eigenverantwortung besäßen für ihn das Potenzial echter Innovationen im Hinblick auf eine optimierte Versorgungssituation. Wobei für Schmeinck gesundheitliche Eigenverantwortung mit einer gesunden Lebensführung und möglichst wenig Leistungsinanspruchnahme einherginge:

> „Unter die Eigenverantwortung fällt dann zum einen die Verantwortung des Individuums, all das, was es aus eigener Kraft zum Erhalt und zur Wiederherstellung seiner Gesundheit tun kann, auch tatsächlich zu tun. Zum anderen meint es aber auch, dass das Individuum sich so verhält, dass die Unterstützungsleistungen der Solidargemeinschaft so sparsam wie möglich in Anspruch genommen werden." (Schmeinck 2007: 249)

Wie Ahrens (2007) spricht sich auch Schmeinck ausdrücklich für eine stärkere Informationsvermittlung aus. Er ist der Ansicht, dass „durch die gezielte Bereitstellung von standardisierten und nutzenrelevanten Informationen, (…) die Entscheidung zumindest teilweise auf die Patienten zurückverlagert werden [könne]" (Schmeinck 2007: 251). Wobei er feststellt, dass das Solidarprinzip der Ausübung von Eigenverantwortung im Gesundheitswesen Grenzen setze und dagegen wettbewerbsfördernde Elemente diese stärken würden. Auf der Angebotsseite würde der Wettbewerb eine disziplinierende Funktion in Richtung Effizienz innehaben und auf der Nachfrageseite ermögliche die Bereitstellung von Wahlalternativen erst ein eigenverantwortliches Handeln.

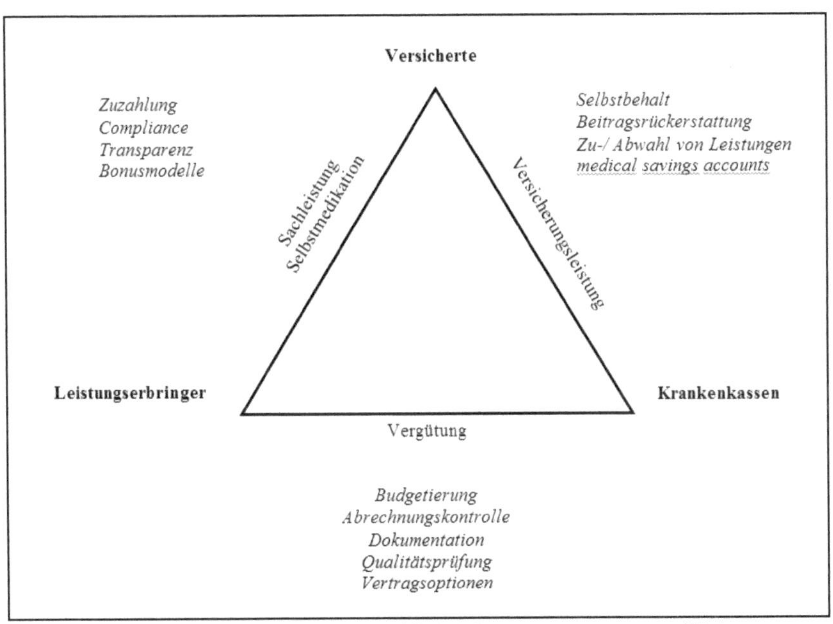

Abbildung 1: Instrumente für mehr gesundheitliche Eigenverantwortung, modifiziert nach Schmeinck 2007, 253

Abbildung 1 zeigt, wie Eigenverantwortung auf verschiedenen Ebenen gestärkt werden könne. Bei dem dargestellten Zusammenspiel von Versicherten, Krankenkassen und Leistungserbringern handelt es sich bei beinahe allen Instrumenten um finanzielle, organisatorische bzw. bürokratische Ansätze: Zuzahlungen seitens der Versicherten, Teilnahme an Bonusprogrammen in Kooperation mit den Leistungserbringern bzw. der Selbstbehalt gegenüber den Krankenkassen. Zwischen Leistungserbringern und Krankenkassen stellt die Vergütung das zentrale Element dar. Eine Stärkung der Eigenverantwortung im Gesundheitswesen soll zum Beispiel durch optimierte Budgetierungsprozedere, Abrechnungskontrollen und Qualitätsprüfungen erfolgen. Schmeinck merkt an, dass Instrumente, die durch ökonomische Anreize die Verhaltensweisen der Akteure beeinflussen, am kontroversesten diskutiert würden. Er argumentiert, dass die Maßnahmen stärkerer Risikobeteiligung zur Stärkung des Eigenverantwortungsbewusstseins lediglich das Solidarprinzip unterstützen sollen, anstatt es zu schwächen. Da bei Vollversicherungsschutz die Gefahr von Moral Hazard[2] bestehe, die das solidarische Versicherungssystem in Bezug auf Preis, Menge und Qualität der medizinischen Leistungen belaste. Eine ausufernde Inanspruchnahme medizinischer Leistungen aufgrund fehlenden Kostenbewusstseins bzw. bereitwilliger Überstrapazierung der vorhandenen Ressourcen führe laut Schmeinck zu einer gesteigerten Finanzierungslast, die dann auf Kosten aller Versicherten gehe. Somit mache es für ihn durchaus Sinn, Mehrbelastungen für Kranke und Entlastungen für Gesunde einzuführen als rudimentäre Preiselemente, die den Aspekt der (unterstellten) begrenzten finanziellen Ressourcen am Gesundheitsmarkt widerspiegeln würden. Die Versichertengemeinschaft könne von dieser initiierten wirtschaftlichen Inanspruchnahme demnach profitieren (ebd.: 254).

Weiterhin spricht sich der BKK-Verbandschef für innovative Vertrags- und Versorgungsformen wie Bonusmodelle und Wahltarife aus. Sie würden die Wahlmöglichkeiten der Einzelnen erhöhen und somit einen Anreiz setzen, wirtschaftlich und eigenverantwortlich zu entscheiden. Ausdrücklich erwähnt er die Notwendigkeit, sich mit dem Thema Eigenverantwortung, insbesondere im Rahmen zukünftiger Reformdiskussionen, zu beschäftigen. Schmeinck appelliert, dass es auf der einen Seite vermieden werden müsse, „dass reine Finanzierungsinstrumente unter dem Deckmantel stärkerer Eigenverantwortung politisch vermarktet werden" (ebd.:262). Auf der anderen Seite sollten die Potenziale zum Ausbau der Eigenverantwortung der Akteure aufgespürt und genutzt werden. Die Stärkung der Eigenverantwortung durch wettbewerbsfördernde Elemente, Wahltarife, Risikobeteiligung, Kostenbewusstsein und Transparenz könne seiner Ansicht nach zu einer optimierten Versorgungssituation führen (ebd.: 256 f.).

---

[2] „Moral Hazard beschreibt allgemein das Risiko, dass der Abschluss eines Vertrags bzw. die Verabschiedung eines Gesetzes das Verhalten einer Partei insofern beeinflusst, dass diese sich risikofreudiger bzw. konsumfreudiger verhält, als dies ohne einen solchen Kontrakt bzw. ein solches Gesetz der Fall gewesen wäre." (Versicherungsmagazin.de, 2014)

2.4 Kritik an gesundheitlicher Eigenverantwortung

Die Sozial- und Gesundheitswissenschaftlerin Bettina Schmidt beschäftigte sich in ihrer Arbeit intensiv mit dem Themenkomplex gesundheitlicher Eigenverantwortung. Die programmatische Konzentration der von ihr betitelten ‚Gesund & Mündig-Kampagne' setze laut Schmidt (2008: 199 ff.) in erster Linie auf den eigenverantwortlich gesunden Menschen und erweise sich somit als weniger einträglich und dabei gleichzeitig kostspieliger als erwartet. Denn Menschen seien nicht fortwährend zu produktiver Selbststeuerung fähig. Grundsätzlich zeigt Schmidt, insbesondere im Hinblick auf die Problemfelder sozialer Ungleichheit, die Gefahren auf, die mit einer Verantwortungsverlagerung hin zum Subjekt einhergehen. Die Gründe im Einzelnen lägen zunächst in der begrifflichen Unschärfe von Eigenverantwortung, die eine systematische Analyse behindere. Schmidt weist darauf hin, dass der Verantwortungsbegriff in vielerlei Kontext verwendet werde. Er könne positiv, prospektiv, prognostisch oder präventiv eingebettet werden, woraus die Gefahr der Entgrenzung resultiere. Konkret bestehe diese in einer Verantwortungszurechnung jenseits plausibler Verantwortbarkeit für gesundheitliche Handlungsweisen. Totalisierung und Verabsolutierung, die sich dadurch äußern würden, dass eine unbegrenzte Zurechnung von Verantwortung alle Lebensbereiche erfasse und dem Einzelnen unhinterfragt stets die Rolle des Erst-Verantwortlichen zugeschrieben werde. Weiterhin warnt sie vor einer diffusiven Unübersichtlichkeit und einer Vermischung ungleichartiger Verantwortungsbereiche, mit der das Subjekt konfrontiert werde. „In entgrenzter Unschärfe ist die Verantwortung zur illusionären Fiktion geronnen, gerade weil darunter alles und nichts subsumiert werden kann. Warum will trotzdem der Ruf nach Verantwortung nicht verstummen?" (ebd.: 25). Weiterhin merkt Schmidt kritisch an, dass die Unterstellung eines unterausgeprägten Verantwortungsbewusstseins der Individuen, die das Legitimationsfundament für das Fördern und Fordern gesundheitlicher Eigenverantwortung darstelle, empirisch nicht belegt sei. Es bestehe kein individueller Mangel an Verantwortungsbewusstsein, vielmehr existiere ein strukturelles Defizit, eigenverantwortlich handeln zu können. Das ‚Gesund & Mündig-Konzept' beruhe folglich auf einer fehlerhaften Problemanalyse. Eine konkrete Verantwortungszuweisung sei darüber hinaus ohnehin kaum möglich. Für zurückliegend und zukünftig entgrenzte Zuständigkeitsbereiche individuelle Verantwortungsträger zu bestimmen, sei problematisch. Eine Verantwortungsübernahme für die eigene Gesundheit, die naher Angehöriger und auch jene der zukünftigen Generationen führe dazu, dass eine handlungspraktische, präzise Bestimmung des Innen- und

Außenraumes nicht erschlossen werden könne. Auf die Praxis bezogen baue sich hieraus für die Individuen eine Unbestimmtheit auf, die zu einem subjektiven Gefühl der Grenzenlosigkeit des Verantwortungsraumes führe. Durch die hinzukommende Verpflichtung zur Eigenverantwortlichkeit komme es folglich zu einem Überforderungserleben und zu einer Abwälzung von Verantwortung. Gesamtgesellschaftlich würde die ‚Gesund & Mündig-Kampagne‘ folglich ihre Intention verfehlen und sogar in das Gegenteil kehren, sodass daraus tatsächlich ein Mangel an Verantwortungswertschätzung resultiere (ebd.).

Das erwähnte Überforderungserleben dürften insbesondere die benachteiligten Bevölkerungsgruppen spüren, da ihnen häufig die Möglichkeiten und Fähigkeiten zur Verantwortungsübernahme und zur Gesundheitsförderung fehlen würden. Ursächlich hierfür sei die Tatsache, dass sie nicht oder nur in geringem Maße an dem herrschenden Diskurs der Verantwortungsübernahme beteiligt seien, für welche überdies vielerlei Kompetenzen erforderlich seien.

> „Es wird nicht bestritten, dass der Mensch Verantwortung übernehmen soll und will für sein Handeln und die Gestaltung einer vernünftigen Lebensführung. In der Regel wird auch von keinem der buntgemischten Eigenverantwortlichkeitsbefürworter bestritten, dass nicht jeder Mensch ad hoc eigenverantwortlich sein kann. (...) Bezweifelt werden muss jedoch der Optimismus bezüglich der Möglichkeiten, jeden Menschen mittels aktivierender Maßnahmen sowohl zur Eigenverantwortung als auch zur Gesundheit befähigen zu können." (Schmidt 2008: 150)

Selbst wenn eine Befähigung gelingen könnte, müsse bedacht werden, dass sich Eigenverantwortung sehr komplex ausbilde. In Abhängigkeit eines ressourcenreichen Gefüges zwischen Biographieerfahrungen, individuellen Kompetenzen, Persönlichkeitscharakteristika und strukturellen Gegebenheiten sei ein Individuum mehr oder minder in der Lage Verantwortung für sich zu übernehmen. Eine isolierte Heraustrennung des Eigenverantwortungsbegriffes würde demnach nicht der Komplexität seines Gegenstandes Rechnung tragen. Entsprechend utopisch sei eine isolierte Aufforderung zur Veränderung bzw. eine Verhaltensbefähigung zu einem Mehr an Eigenverantwortung. „Die isolierte Förderung und Befähigung erscheint ebenso unrealistisch wie der Versuch, nur einen Ast in einem Baum zu düngen, bzw. nur sein unteres Ende" (ebd.: 153).

Die Gefahr einer Spreizung zwischen ‚Gesunden‘ und ‚Ungesunden‘, zwischen ‚Fähigen‘ und ‚Unfähigen‘ wird von Schmidt ebenfalls ausdrücklich betont. Die Bemühungen um ein eigenverantwortliches Gesundheitsverhalten würden nicht in allen Bevölkerungsschichten gleichermaßen positive Gesundheitseffekte erzielen, sofern sie dieses Potenzial überhaupt aufwiesen. Die Sozialwissenschaftlerin spricht in diesem Zusammenhang von einer ‚benachteiligenden Benachteiligung' (ebd. 200) der gesundheitlichen Risikogruppen, denn insbesondere diese seien es, die vornehmlich bezüglich ihrer Eigenverantwortung gefordert würden, dabei jedoch zugleich das geringste Potenzial zu eigenaktiver Optimierung ihrer Gesundheit besäßen. Schmidt geht sogar so weit, den sozialen Frieden in Gefahr zu sehen, da die Fähigkeit zur Mit- und Sozialverantwortung sowie die Bereitschaft zu solidarischer Selbstverpflichtung zur Gegenseitigkeit verdrängt würden. Denn selbstverantwortliche Autonomie bedürfe einer solidarverantwortlichen Gerechtigkeit (Schmidt 2008: 202). Die Gesellschaft in ihrer vollkommenen Ganzheit würde vor diesem Hintergrund dadurch strapaziert, dass Einzelne und Gruppen ins Abseits geschoben würden. Zunehmende Eigenverantwortung bzw. deren Förderung und implizite Forderung schwäche das Potenzial der Individuen zu Gesundheit und gesellschaftlicher Teilnahme. Hinsichtlich der Effektivität und der Effizienz zunehmender Eigenverantwortung für den Gesundheitszustand vertritt Bettina Schmidt ganz offensichtlich den Standpunkt, dass weder eine allgemeine Gesundheitssteigerung noch eine nachhaltige Verringerung finanzieller Ausgaben auf wirtschaftlicher Ebene zu erwarten seien. Als Gründe hierfür sieht sie zum einen, dass positive Gesundheitseffekte und folglich Kosteneinsparungen niedrig blieben und zum anderen weist sie darauf hin, dass sich die Einführung eines gesundheitserzieherischen Programmes auf nationaler Ebene keinesfalls kostengünstig implementieren lasse. Schmidt kommt zu dem Ergebnis, dass die ‚Gesund & Mündig-Kampagne' bestenfalls auf einem Irrglauben basiere, im schlechtesten Fall auf Irreführung und auf keinen Fall auf Realität und Brauchbarkeit. Sie appelliert an die Entzauberung des populären Konzeptes Eigenverantwortung und dies nicht lediglich in der Theorie sondern auch auf politisch-praktischer Ebene. Denn aus dessen Fixierung resultiere eine fatale Abwärtsspirale, wie Abbildung 2 verdeutlicht:

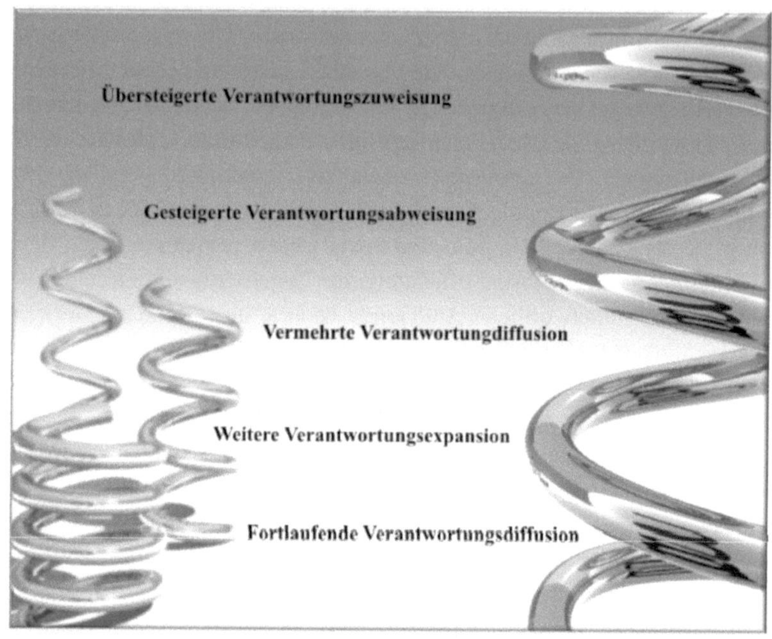

Abbildung 2: Abwärtsspirale der Eigenverantwortung, Quelle: Schmidt 2008, 201, eigene Darstellung, Bildquelle: http://www.augensound.de/l5611-desktop_wallpaper-spriralen.jpg

Eine übersteigerte Zuweisung von Verantwortung hätte zur Folge, dass jene unter anderem aufgrund des erwähnten Überforderungserlebens abgewiesen würde. Somit resultiere eine Zerstreuung der Verantwortungsbereiche, der sich keiner mehr konkret zuständig fühle. Die Anhäufung dieser abgewiesenen Teilverantwortungen der Individuen wiederum bewirke eine Verantwortungsexpansion und in dieser Folge eine fortlaufende Verantwortungsdiffusion. Somit würde das so stark anvisierte Verantwortungsbewusstsein zum Auslaufmodell. Jener Gefahr müsse Einhalt geboten werden. Eine Aufgabe des Verantwortungsbergriffes sei hierfür jedoch nicht angebracht. Vielmehr müsse man sich darum bemühen, Alternativen zu entwickeln, die allen genannten Risiken und Problemfeldern Rechnung tragen und durch die Balance diverser Einflussfaktoren den Verantwortungsbegriff kritisch durchleuchten (Schmidt, 2008). Resümiert vertritt Schmidt somit die Ansicht, dass das populäre Konzept von gesundheitlicher Autonomie und Eigenverantwortung auf den Prüfstand gestellt werden solle. Die Komplexität menschlicher Verhaltensweisen, insbesondere ihrer Möglichkeiten zur Verantwortungsübernahme müssten bedacht, gesamtgesellschaftliche Auswirkungen berücksichtigt und auf ökonomischer Ebene die Effizienz politischer Konzepte kritisch geprüft werden.

> „Gerade in der Gesundheitspolitik wird die Tatsache gerne ausgeblendet, dass Wollen und Können nicht zwingend eng nebeneinander liegen. (...) Die unrealistische Gleichsetzung von Wollen und Können hat zur Konsequenz, dass Menschen von Opfern zu Tätern umdefiniert werden können. Kranke Menschen sind nicht mehr Opfer gesundheitsriskanter Lebensbedingungen, sondern tatverdächtig aufgrund ihrer mangelhaften Anstrengungen zur gesundheitsorientierten Selbstoptimierung. Das gegenwärtige Gesundheitsideal ist fokussiert auf Schlankheit, Leistungsfähigkeit, Fitness und Flexibilität, nicht zufällig passgenau angepasst an den globalen Markt." (Schmidt, Kolip 2007: 95)

Dieser kritischen Perspektive gegenüber den Verantwortungsappellen schließt sich der Sozialpädagoge, Andreas Hanses an. Seine Forschungsschwerpunkte liegen unter anderem in der Biographieforschung, welche sich interessant im Hinblick auf den vorliegenden Beitrag erweist. Denn die Biographie eines Menschen steht in unmittelbarem Verhältnis zu seiner Kompetenz, Eigenverantwortung zu übernehmen (Bierhoff et al., 2005). Vor diesem Hintergrund erscheint es mir sinnvoll, seine Erkenntnisse an dieser Stelle Eingang finden zu lassen. Zunächst merkt Hanses (2010) an, dass die Themen Gesundheit und Krankheit allgegenwärtig aufkeimen, sodass der Mensch in irgendeiner Art und Weise Stellung beziehen müsse. Folgende Optionen seien denkbar: Das Individuum reagiert, indem es ratifiziert; das bedeutet, es erkennt oder nimmt die herrschenden Normen an, indem es aushandelt, ignoriert oder verdrängt. Im Rahmen seiner Biographiearbeit könne es sich dem Thema Gesundheit jedoch nicht entziehen. Denn „Gesundheit rückt uns gewollt oder ungewollt auf den Leib und wird damit zu einem biographischen Projekt der richtigen Lebensführung" (ebd.: 90). Die Allgegenwärtigkeit von Gesundheit und Krankheit führe dazu, dass die Probleme des Gesundheitswesens auf allen Ebenen Lösungsstrategien bedürfen. Zunehmend sei hier das Subjekt gefordert, wodurch in diesem Zusammenhang der Begriff der Eigenverantwortung aufgeworfen werde. „Gesundheit (...) wird zur Angelegenheit, Aufgabe, Herausforderung und Verheißung aller BürgerInnen" (ebd.). Ihre fortlaufenden Individualisierungsprozesse tragen laut Hanses zu einem Perspektivenwechsel weg von der Verhältnis- hin zur Verhaltensebene bei. Die gesellschaftlichen Bedingungen und die strukturellen Gegebenheiten würden weiterhin zunehmend aus dem öffentlichen Diskurs der Gesundheitsförderung fallen. Das Subjekt erfahre somit eine Transformation zum zentralen Gegenstand professioneller gesundheitlicher Optimierungshandlungen und würde in den Gesundheitsdiskurs eingeführt. „Von einem objektivierenden Blick auf den Körper und den gesellschaftlichen Bedingungen des Krankwerdens ausgehend steht nun mehr und mehr der gesunde Bürger, seine Person, sein Verhalten, seine riskanten Lebensstile, sein Wissen und seine Handlungsmuster im Vordergrund der Problembearbeitung" (Hanses 2010: 91). Hieraus schlussfolgert Hanses, dass Krankheit und Gesundheit zur Frage des verantwortungsvollen Handelns des Individuums würden. ‚Verantwortungsvolles Handeln‘ impliziere demnach die völlige Verantwortungsübernahme allen Handelns und Unterlassens, welches sich positiv oder negativ auf den eigenen Gesundheitsstatus auswirkt sowie das Einstehen für die daraus resultierenden Konsequenzen. Die Kernelemente dieses gesellschaftlichen Verantwortungskonzeptes seien durch eine Reihe gegenwärtig als ‚vorbildlich‘ bezeichneter Verhaltensweisen charakterisiert. Hierzu zählen ein korrektes Maß an Bewegung, eine ausgewogene Ernährung, der verantwortungsvolle Umgang mit Genussmitteln, wie Alkohol und Nikotin, die Aneignung von Wissen über potenzielle Risikofaktoren sowie die Vermeidung dieser und sämtlicher gesundheitsabträglicher Verhaltensweisen. Gleichzeitig ziehe sich der Sozialstaat kontinuierlich zurück mit der Begründung limitierter finanzieller Ressourcen. Das Ziel bestehe darin, die Bürgerinnen und Bürger zu befähigen, eine autonome Lebenspraxis zu etablieren. Das Fördern und Fordern dieser Praxis erfolge ganz im Sinne des aktivierenden Wohlfahrtsstaates, der den ehemals fürsorgenden in den Schatten stellt. Gesundheit, Bildung und soziale Integration würden von den Individuen abverlangt, mit dem Ziel, dass auch der Verhaltensprävention eine immer größere Bedeutung zukäme und sich somit die Verantwortungsverlagerung zum Subjekt herauskristallisiere. Denn „mit der Verhaltensprävention wird über die gesellschaftlichen Diskurse die Relevanz einer Verantwortungsübernahme eines richtigen Gesundheitshandelns als Teil eigener Selbstkonzeption von Gesundheit lanciert" (ebd.: 93). Hanses bezeichnet dieses Geschehen als Dilemma. Er sieht die Tatsache, dass die Subjekte immer mehr selbst dafür Sorge tragen müssen, ihr Leben zu sichern, kritisch. Er appelliert an eine konstruktive Hinterfragung dieses Ansatzes bezüglich seiner euphorischen Auslegung. Der Trend erfolgreicher Biographiearbeit etabliere sich zugunsten der erwünschten sozial- und gesundheitspolitischen Forderungen und stelle die eigentlichen Bedürfnisse des Individuums in den Schatten. Hanses legt nahe, dass die Subjekte ihr Gesundheitsempfinden selbst definieren sollen. Er zieht Bilanz, indem er resümiert, dass eine Gesundheitswissenschaft, die sich den gegenwärtigen Herausforderungen stellen wolle, wenig erfolgsversprechende individuumzentrierte Ansätze mit impliziten Verantwortungsforderungen aufgeben solle, zugunsten einer weitsichtigen Biographie- und Subjektkonzeption, die die sozialen Bedingungsgefüge und gesellschaftliche Ermöglichungsrahmen berücksichtige. Negierende Macht- und Gouvernementalitätsdebatten (Foucault, 2006) würden somit in den Hintergrund treten und es kristalliere sich eine kritische Position heraus, in der die Optionen des Subjekts im Hinblick auf die nahen Lebensverhältnisse analysiert werden könnten. „Biographie als Form gesellschaftlicher Selbstbeschreibung der Subjekte kann dabei als zentrales Medium für die Analyse der Gesundheitspraxen aufsteigen" (Hanses 2006: 100 f.). Hanses übt weiterhin Kritik an den gegenwärtigen Gesundheitsdiskursen und Gesundheitspraxen insbesondere aufgrund der Vernachlässigung der sozialen Bedingungsgefüge. Das Subjekt dürfe dabei nicht als Gegenfigur zum Sozialen und Gesellschaftlichen aufgebaut werden, so Hansens. Das kritische Potential in der Verbindung Biographie und Gesundheit sieht Hanses demnach in einer gefährlichen Neubewertung des Subjekts. Im Hinblick auf seine biographieforschende Tätigkeit stellt er fest, dass Biographie ohne die soziale lebensweltliche Kontextualität und gesellschaftliche Formierung nicht wirklich zu begreifen sei. Es handele sich bei jeder individuellen Lebensgeschichte um die Einbettung in die Bedingungsgefüge des Subjektiven. Dies zeige, dass eine eigenverantwortlich gesundheitliche Lebensgestaltung auch maßgebend davon abhänge, in welchem sozialen Milieu sich das Individuum bewege. Gesundheitsförderliche Biographiearbeit sei nicht im Alleingang zu bestreiten und Eigenverantwortung nur in dem Maße zu erbringen, wie es der gegenwärtigen Kompetenz des Individuums entspreche (Hanses, 2010). Die gesundheitsbezogenen Subjektivierungspraxen, die mit einer gesteigerten Forderung eigenverantwortlichen Gesundheitshandelns einhergingen, würden seiner Ansicht nach eine freiwillige Selbstoptimierung der sozialen Akteure bewirken. Jener Aspekt wird auch von dem Soziologen Ulrich Bröckling aufgegriffen, dessen Sichtweise an dieser Stelle anknüpfend an die Ausführungen von Hanses dargelegt werden soll. Bröckling beschäftigte sich unter anderem mit Theorien der Subjektivierung, weshalb es meines Erachtens nach angebracht erscheint, seine Erkenntnisse hier aufzunehmen. Um zu verdeutlichen, inwieweit die von Bröckling fokussierten Begriffe der ‚Subjektivierung' und folglich des ‚unternehmerischen Selbst' für diese Arbeit äußerst bedeutsam sind und ihren unmittelbaren Bezug zum Thema gesundheitlicher Eigenverantwortung zu begründen, soll zunächst kurz auf diese selbst eingegangen werden. In Bezug auf die Subjektivierung äußert sich Bröckling wie folgt:

Er schildert hier eine Leitidee, in der die Individuen von außen verändert werden, mit der Intention, sich von innen her selbst verändern zu wollen und zwar aus eigenem Bedürfnis heraus. Es handelt sich um ein Modell, in dem es gilt, sich selbst zum Subjekt zu machen, mit dem übergeordneten Ziel ein unternehmerisches Selbst zu entwickeln. „Ein unternehmerisches Selbst ist man nicht, man soll es werden" (ebd.: 3). Dies gelinge durch eine angemessene Anpassung an die jeweilige Lebenslage in kreativer, flexibler, risikobewusster und eigenverantwortlicher Art und Weise. Vor diesem Hintergrund strebt die Figur des ‚Unternehmers seiner selbst' kontinuierlich danach, sich selbst zu optimieren. Sehr bezeichnend verdeutlicht Bröckling die Konturen dieser Gestalt, indem er den Unternehmer seiner selbst mit einer Ich-AG vergleicht:

Dieser Ansatz verdeutlicht, dass die Steigerung des persönlichen Kurswertes mittels Selbstoptimierung des Subjektes als Ich-AG kontinuierlich vorangetrieben wird. Durch die impliziten Botschaften ‚Eigenverantwortung statt Fremdverantwortung' und ‚mehr Eigenständigkeit' im Rahmen des unternehmerischen Selbst wird ersichtlich, weshalb die Gedanken Bröcklings im Rahmen dieser Masterthesis und explizit im Hinblick auf den Eigenverantwortungsdiskurs aufgegriffen werden. Bröckling untersucht das unternehmerische Selbst dahingehend, dass er dessen strategischen Elemente herauszupräparieren versucht, jedoch auch die konstitutionelle Überforderung sowie Logik der Exklusion und Schuldzuschreibung sichtbar machen möchte, denen es den Einzelnen aussetzt.

Er stellt zunächst fest, dass sich die Wirtschaft und die Gesellschaft von der zunehmenden Eigenverantwortung Profit erhofft. Aus dem Abschlussbericht der Kommission für Zukunftsfragen der Freistaaten Bayern und Sachsen (1997) zitiert Bröckling (2007: 7) diesbezüglich: „Das Leitbild der Zukunft ist das Individuum als Unternehmer seiner Arbeitskraft und Daseinsvorsorge." Weiterhin gibt er wieder: „Die Wirtschaft und Gesellschaft seien vielmehr angewiesen auf schöpferische, unternehmerisch handelnde Menschen, die in höherem Maße als bisher bereit und in der Lage sind, in allen Fragen für sich selbst und andere Verantwortung zu übernehmen" (ebd.: 8). Es werde eine Verantwortungsübernahme gefordert, die die Subjekte insbesondere auch bis in ihren persönlichen Sozialbereich verfolge. Das individualisierte Subjekt, das die Gesundheitsnormen internalisiert habe, agiere selbstunternehmerisch mit dem langfristigen Ziel, seine Attraktivität und Verwertbarkeit für den Markt zu steigern. Dieser Markt betreffe nicht lediglich den der Arbeit, sondern ebenso den der Partner, Familie und Freunde. Im Zusammenhang mit dem Menschen als Unternehmer seiner Daseinsfürsorge, der das Vordringen wirtschaftlicher Interessen in soziale Subsysteme erfahre, spricht Bröckling von der Ökonomisierung des Sozialen. Ein solcher Trend gehe immer mit dem positiv assoziierten Begriff der Freiheit einher. Doch sieht Bröckling hier einen gewissen Zwang zur Freiheit mit der impliziten Forderung nach kontinuierlicher Selbstoptimierung, indem er anführt, „dass die gegenwärtige Ökonomisierung des Sozialen den Einzelnen keine andere Wahl lässt, als fortwährend zu wählen, zwischen Alternativen freilich, die sie sich nicht ausgesucht haben: Sie sind dazu gezwungen, frei zu sein" (ebd.). Zwar dürften die Subjekte noch wählen, doch komme es dabei vordringlich auf die ‚richtige' Wahl an. Frei ist ein Individuum demnach in der Entscheidung zwischen einem Apfel und einer Banane. Entscheidet es sich hingegen für eine Stück Sahnetorte, muss unweigerlich festgestellt werden, dass diese Wahl vor dem Hintergrund einer gegenwärtig als gesund bezeichneten Ernährung, die Torte den Stempel ‚ungesund' erhalten würde und das Ernährungsverhalten der Person folglich ebenso. Erleidet das Individuum nun eine Erkrankung, so gelte das Universalprinzip: ‚Selbst schuld'. Sämtliche Verhaltensweisen würden als Folge von Investitions- respektive Desinvestitionsentscheidungen im Hinblick auf ihre Auswirkungen auf Physis und Psyche betrachtet werden. Nach diesem Ansatz seien Todesfälle gewissermaßen als Selbstmorde zu verstehen, die man hätte verzögern können, wenn man bereit dazu gewesen wäre, mehr Ressourcen in die Lebensverlängerung zu investieren. „Es herrscht das Universalprinzip «Selbst schuld!»: Wer krank wird, hat sich nicht genug um seine Gesundheit gesorgt; wer Opfer eines Unfalls oder Verbrechens wird, hätte sich mehr um seine Sicherheit kümmern sollen" (Bröckling: 2007: 93f.). Unterlassene Verantwortungsübernahme und unzureichende Gesundheitsbemühungen gingen vor diesem Hintergrund mit einer mangelnden Souveränität sich selbst gegenüber einher.

„Die souveräne Entscheidung über Leben und Tod spaltet sich auf in eine Vielzahl von Mikroentscheidungen, mit denen der Einzelne sein Leben verkürzt oder verlängert. Jede Zigarette – ein kleines Todesurteil; jede Joggingrunde – ein kleiner Aufschub von dessen Vollstreckung" (ebd.: 94). Nach diesem Ansatz würde das Leben zur ökomischen Funktion – Desinvestment bedeute folglich Tod. Als Souverän seiner selbst müsse das Individuum alle nutzenmaximierenden Maßnahmen ergreifen, um sich auf allen gesellschaftlichen und gesundheitlichen Ebenen sowohl konkurrenzfähig als auch den Anforderungen optimal gewachsen zu halten. Es wisse nicht mehr, wovor es mehr Furcht haben solle: dem ausufernden Selbstoptimierungsimperativ oder vor der bewussten Entscheidung, diesen und somit sich selbst aufzugeben (ebd.: 94 f.). Vermeintliche Gesundheitssünden würden jedoch trotz des Wissens über potenziell gesundheitsabträgliche Folgen begangen, da die gewonnene Lebensspanne, die Kosten des Verzichtes auf diese „Sünden" nicht immer aufwiege. Um dem entgegenzuwirken, sollen die Individuen dazu befähigt werden, ein Höchstmaß an gesundheitlicher Sensibilisierung zu entwickeln. Hierbei diene das sogenannte Empowerment als normative Richtschnur und Allheilmittel gesellschaftlichen Übels. Es handele sich um eine Art Selbstbefähigung im Sinne einer Stärkung von Autonomie und Eigenmacht (socialnet GmbH, 2015). Jene zu stärkende Autonomie und Eigenmacht stehen in direktem Verhältnis zu dem Eigenverantwortungsbegriff, weshalb Bröcklings Ausführungen hierzu als aufschlussreich erachtet und näher ausgeführt werden. Zu erwähnen sei, dass die präzise Begriffsbestimmung von Empowerment Schwierigkeiten bereite: Es sei Ziel, Mittel, Prozess sowie Ergebnis persönlicher und sozialer Veränderungen zugleich. Auch die professionelle Unterstützung eigenverantwortlichen Alltagsmanagements zähle hierunter. „Das planmäßige Einwirken auf andere (to empower people) wie auf sich selbst (self-empowerment) (…) konstituieren einen Modus des Regierens, der sich dadurch definiert, dass all seine Interventionen die Fähigkeit zur Selbstregierung steigern sollen" (Bröckling 2007: 184). Das Ziel bestehe somit darin, den Menschen dazu zu bewegen, als unternehmerisches Selbst aus eigenem Bedürfnis heraus sich in selbstoptimierender Weise zu regieren. Bröcklings Thesen werfen im Hinblick auf diese Arbeit folgende Fragen auf: Wer versucht wen zu empowern und mit welcher Intention? Wer möchte, dass man Eigenverantwortlichkeit entwickelt und aus welchem Grund? Welche Alternativen werden den Individuen geboten? Das wohlklingende Wertetrias des Empowerment: Autonomie – Verteilungsgerechtigkeit – demokratische Partizipation wird somit kritisch auf den Prüfstand gestellt. Begründet würde die Daseinsberechtigung der Empowerment-Programme aufgrund fehlender Machtspielräume der Individuen.

> „Was auch immer Menschen in ihrer Lebensführung beeinträchtigt, stets lässt es sich auf einen Mangel an Macht zurückführen. Auf diese Weise wird aus einer Vielzahl von Individuen mit einer nicht minder großen Zahl an Erfahrungen und Selbstdeutungen eine homogene Gruppe, die durch das charakterisiert ist, was ihr fehlt: Macht. Aus der einheitlichen Diagnose folgt zweitens eine ebenso universelle Therapie: Empowerment. Alle Interventionen sind danach auszurichten, so die Botschaft, dass die Machtpotentiale derjenigen steigen, die man zuvor als Machtlose bestimmt hat. Die zugrunde liegende Rechnung ist simpel: Je mächtiger diese sich fühlen, desto weniger Probleme werden sie haben – und verursachen." (Bröckling 2007: 193)

Diese Machttheorie des Empowerment verdecke, dass diese selbst eine Form der Machtausübung sei und darüber hinaus sehr produktiv wirke. Sie unterdrücke nicht, ließe vielmehr Neues entstehen: sie schreibe bestimmten Personengruppen eine Ohnmacht zu und erkläre sie zu Adressaten von Empowermentmaßnahmen. Sie definiere, was das Problem sei (fehlende Macht, fehlende Eigenverantwortung) und wer davon betroffen sei. Vor diesem Hintergrund versucht der Soziologe die Kehrseite der Empowerment-Utopie darzustellen. Dieser Aspekt sollte hinsichtlich der folgenden Kapitel, die auf die Empowermentstrategien durch Informationsvermittlung und die Praktiken der Selbstdisziplinierung fokussieren, im Geiste behalten werden. Ulrich Bröckling bringt ergänzend an, dass Macht in der Empowermenttheorie weitgehend mit Selbstwirksamkeitserwartungen und Kontrollüberzeugungen gleichgesetzt bzw. als innere Kraft konzeptualisiert und somit als expandierende Ressource vermarktet würde. Je mehr man von dieser einsetze, desto mehr sei paradoxerweise von ihr vorhanden.

Die Darstellung des Empowerment als Ressourcen aktivierendes und steigerndes Win-Win-Konzept im Sinne einer expandierenden Quelle, von der alle profitieren, sei eine harmonistische Sozialutopie, aus der alle Spuren eines Machtkampfes getilgt seien. Bröckling schlussfolgert weiterhin, dass man nie genug empowert sei. Er begründet dies mit der Feststellung, dass es nicht um die Verteilung der Macht ginge, sondern um die Erweiterung dieser. Diese Annahme lässt sich sehr opportun auf die Forderung nach Eigenverantwortung projizieren. Es resultiert Grenzenlosigkeit. Denn auch hier besteht das Ziel nicht in der Verteilung, sondern in der Erweiterung: alle Individuen sollen mehr Eigenverantwortung entwickeln und umsetzen. Bröcklings Kritik an dem Empowerment-Ansatz lässt sich somit bei genauerer Betrachtung auf den Eigenverantwortungsdiskurs übertragen. Er spricht in dem Zusammenhang von einem bedenklichen Individualisierungstrend. Es solle eher auf eine solidarische Vernetzung und Selbstorganisation in sozialer Aktion gesetzt werden. Hierbei würde eine Energie des Plurals erzeugt, die von einem stärkenden Miteinander gekennzeichnet sei. Die Kraft würde demnach nicht nur aus dem Inneren eines separaten, eigenverantwortlich handelnden Individuums entspringen, sondern auch Gemeinschaftserfahrungen würden die Quelle für diese darstellen. Grundsätzlich, so stellt Bröckling fest, sei das Konzept des empowerten Unternehmers seiner selbst, der sich in Eigenverantwortung und gesundheitlicher Selbstoptimierung übt, schwer zu kritisieren, da ihm scheinbar alle Freiheiten geboten würden. Es existiere kein unternehmerisches Selbst ohne Entscheidungsfreiheit, auch wenn diese im Rahmen eines Zwanges zur Freiheit genutzt würde (Bröckling 2007: 194 ff.). Doch dies biete auch die Möglichkeit, sich anders zu entscheiden, als es vom Regime des unternehmerischen Selbst erwartet würde. Nur was passiert dann?

Autonomie, Selbstverantwortung und Eigeninitiative würden postuliert, woraus jedoch auch folge, dass die Instanzen in Frage gestellt werden dürften. Gemeint sind hier jene Instanzen, die über das Subjekt zu bestimmen versuchen. Aber wie ist es möglich, sich gegen etwas aufzulehnen, etwas zu kritisieren, dass einem so viel Freiheit zugesteht; ja sogar das grundlegende Bedürfnis nach Freiheit als Fundament des gesamten Konzeptes darstellt? Man müsse dem Paradox einer Aufrufung entgehen, „die vereinheitlicht, indem sie Unterschiede stark macht" (ebd.: 285). Das Konzept des unternehmerischen Selbst gewähre ein enorm hohes Maß an Freiraum. Dass internalisierte Normvorstellungen von ‚gesund' und ‚ungesund', von ‚gut' und ‚schlecht', die Basis für alle Handlungen darstelle, bleibe ein unbemerkter Prozess, dem sich die Individuen nicht entziehen könnten und wohlwollend beugen, ohne dass es Ihnen bewusst würde (ebd.: 285 ff.). Es wird demnach die Frage aufgeworfen, welche zentralen Machtmechanismen hier in Bezug auf die Veränderung des Gesundheitsverhaltens der Individuen zum Tragen kommen. Gestützt werden Bröcklings Thesen von Brunnett (2007), die sich auf Foucault (1983) bezieht, indem sie erwähnt, dass der Machtbegriff einen wesentlichen Anknüpfungspunkt für die Analyse des Gesundheitsbegriffes darstellt. Macht sei demnach nicht mehr Zwang ausübend, sondern produktiv wirksam. So würden Wünsche, Gefühle und Verlangen bei den Individuen erzeugt und vor diesem Hintergrund, Subjekte in erster Linie hervorgebracht. Individuelle Freiheiten würden dabei ausdrücklich gewährt.

> „Im Rahmen neoliberaler Gouvernementalität signalisieren Selbstbe-
> stimmung, Verantwortung und Wahlfreiheit nicht die Grenze des Re-
> gierungshandelns, sondern sind selbst ein Instrument und Vehikel,
> um das Verhältnis der Subjekte zu sich selbst und anderen zu verän-
> dern. (...) Es geht also keineswegs um eine Ersetzung des Politischen
> durch das Persönliche, sondern um eine andere Form von Politik und
> den Entwurf neuer Selbsttechnologien: Warum sollte es nötig sein,
> individuelle Freiheiten und Gestaltungsspielräume einzuschränken,
> wenn sich politische Ziele wesentlich ‚ökonomischer' mittels indivi-
> dueller ‚Selbstverwirklichung' realisieren lassen? Entscheidend ist die
> Durchsetzung einer ‚autonomen' Subjektivität als gesellschaftliches
> Leitbild, wobei die eingeklagte Selbstverantwortung in der Ausrich-
> tung des eigenen Lebens an betriebswirtschaftlichen Effizienzkriteri-
> en und unternehmerischen Kalkülen besteht." (Bröckling et al. 2000:
> 30)

Insbesondere der letzte Satz resümiert sehr eindrücklich Bröcklings Sichtweise auf das Thema Eigenverantwortung. Zielgerichtet solle das Individuum dazu bewegt werden, sein eigenes Leben selbstverantwortlich nach den erwünschten Leitbildern auszurichten. Dies geschehe in äußerst bereitwilliger Weise und in völliger Freiheit, ohne dass es dabei nur annähernd Verdacht schöpfe, dass es einen Prozess ‚vom Sollen zum Wollen' durchlaufe. Den Zwang, freiwillig ver-nünftig zu sein, erkennt auch der Philosoph Robert Pfaller im Interview mit ZEITCampus vom 16. Oktober 2012:

> „Während uns die sozialen Ideale abhanden gekommen sind, be-
> herrscht uns heute das viel perfidere, im »Ich« verankerte Ideal der
> Vernunft. Wir erleben nicht mehr den äußeren Druck, uns auf ir-
> gendeine Weise akzeptabel zu verhalten, sondern den inneren Druck,
> immer vernünftig zu sein. Das heißt: möglichst effizient zu handeln,
> uns permanent selbst zu optimieren und alles zu vermeiden, was
> zwar lustvoll, aber scheinbar schlecht für uns ist. Deshalb trinken wir

Bier ohne Alkohol, essen Margarine ohne Fett und haben im Internet
Sex ohne Körperkontakt.“ (Pfaller, 2012)

Auch Bettina Schmidt schließt sich dieser Erkenntnis an. Externe Forderungen im Hinblick auf eine gesundheitliche Neuausrichtung der persönlichen Verhaltensweisen würden in der Bevölkerungsmehrheit internalisiert, sodass sich das fremdbestimmte Sollen in ein selbstdiszipliniertes Wollen transformiere:

> „Eigenverantwortliche GesundheitsbürgerInnen haben als ‚proto-professionelle Gesundheitsexperten‘ alle gesundheitsrelevanten Regeln eines risikoaversiven Lebens verinnerlicht und automatisiert. Im Optimalfall sind sie überzeugt, dass die Gesundheit das höchste Gut darstellt und sich in diszipliniertem Gesundheitsverhalten und gutem Gesundheitszustand manifestieren muss. Dann werden externe Zwänge, Kontrollen und Sanktionen überflüssig, denn die Menschen werden sich ganz von selbst gesund verhalten. Die Verwandlung der externen Antreiber zum internen Antreiber ist gelungen. Eigenverantwortliche Gesundheitsförderung ist selbst gewählt und selbst gewollt und zur arteigenen Selbstverständlichkeit geworden.“ (Schmidt 2008: 149)

Das Ziel der Abwesenheit von lebensbedrohlichen Krankheiten durch eigenverantwortlich gewählte, gesundheitsförderliche Verhaltensweisen stellt, wie gezeigt, sowohl gesellschaftlich als auch politisch ein bedeutendes Anliegen dar. Im Hinblick auf die individuelle Verantwortungsübernahme für das Gesundheitshandeln müssen dabei zwei zugrunde liegende Perspektiven beachtet werden. Auf biopolitischer Ebene dient diese Zielsetzung dem Zweck des Erhaltens und der Optimierung der menschlichen Population. Auf neoliberaler[3] Ebene ist es andererseits auch der Effizienzsteigerung des „Humankapitals“ (Foucault, 2006) förderlich. Zentrale Kernelemente dieser neoliberalen Gesinnung liegen in

---

[3] Neoliberalismus: „Denkrichtung des Liberalismus. Forderungen des klassischen Liberalismus werden Wirtschaftspolitik der meisten marktwirtschaftlichen Ordnungen kennzeichnet, korrigiert. Betont wird wieder die Ordnungsabhängigkeit des Wirtschaftens und die Bedeutung privatwirtschaftlicher Initiative. Stärker als im klassischen aufgegriffen, das Konzept jedoch aufgrund der Erfahrungen mit dem Laissez-Faire-Liberalismus, sozialistischen Zentralverwaltungswirtschaften und dem konzeptionslosen Interventionismus, der spätestens seit Beginn des 20. Jh. die Liberalismus, wird berücksichtigt, dass der Wettbewerb durch privatwirtschaftliche Aktivitäten bedroht ist, da sich ihm die Marktteilnehmer durch die Erlangung von Marktmacht zu entziehen versuchen. Daher soll der Staat den freien Wettbewerb aktiv vor dem Entstehen privatwirtschaftlicher Marktmacht wie auch vor staatlich verursachter Marktvermachtung schützen“ (Springer-Gabler Wirtschaftslexikon, 2015).

der Limitierung staatlicher Machtausübung zugunsten privater Verantwortlichkeitsausweitung sowie in der Sicherung des sektorenübergreifenden Wettbewerbes. Forderungen, die hiermit verbunden sind, umfassen die Privatisierung des Sozialsystems, beispielsweise im Sinne von Eigenvorsorge mit dem sukzessiven Wegfall diverser staatlicher Förderungen und Unterstützungen (Wirtschaftslexikon24com, 2015). Folgt man Foucault, kann man in diesem systematischen Wandel einen grundlegenden Mechanismus erkennen, der die Basis des gegenwärtigen Gesundheitsstrebens darstellt. Er führt an:

> „Nun ist es jedoch klar, dass wir nicht dafür zahlen müssen, dass wir unseren Körper haben, oder dass wir für unsere genetische Ausstattung nicht zahlen müssen. Das kostet nichts. Ja, das kostet nichts – nun, das muss man noch sehen, und man kann sich sehr gut vorstellen, dass so etwas passieren kann." (Foucault 2006: 316)

Vor dem Hintergrund der geschilderten Zusammenhänge kann Gesundheit mehr als Voraussetzung zur Leistungserbringung anstatt als Bedingung für ein zufriedenes und erfülltes Leben betrachtet werden. Die gesundheitsstrebende Übernahme von Verantwortung diene somit vornehmlich dem Zweck, als Unternehmer seiner selbst die Wettbewerbsfähigkeit aufrecht zu erhalten, indem sich das Individuum dazu verpflichtet, in selbstoptimierender Weise und eigenem Auftrag, das Maximale an Leistungsfähigkeit aus sich herauszuholen. Der Bedeutungszuwachs des Wettbewerbes (vgl. Schmeinck, 2007), der über den wirtschaftlichen Bereich hinausgeht und auch gesellschaftliche Sphären ergreift sowie die Universalisierung wirtschaftlicher Marktmechanismen bestimmen sowohl die Ausgestaltung politischer Interventionen als auch das soziale Miteinander der Gesellschaftsmitglieder. Aus diesen Tendenzen begründe sich die Existenz, nicht jedoch die Daseinsberechtigung, des unternehmerischen Selbst. Unter der Bezeichnung der ‚Ökonomisierung des Sozialen' werden diesbezüglich auch Auswirkungen auf das individuelle Gesundheitsverhalten sichtbar (Bröckling et al., 2000). Die Motivation, Eigenverantwortung für die Gesundheit zu übernehmen, liege laut Lemke (1997) auch in der Tatsache begründet, dass diese gegenwärtig die Rolle eines Statussymboles einnehme. Das moderne Gesundheitsstreben sei keinem intrinsischen Selbsterhaltungstrieb verschuldet. Vielmehr repräsentiere Gesundheit einen sozialen Status, welcher auch im sozialen Bereich im Hinblick auf Kosteneffizienz betrachtet werden könne. Wer gesund ist, dem würde ein bestimmtes Wissen über eine gesundheitsförderliche Lebensweise; ergo eine Gesundheitskompetenz, unterstellt.

Man impliziere sportliche Aktivität, eine ausgewogene Ernährung und den maßvollen Konsum von Genussmitteln bzw. deren völlige Abstinenz sowie Disziplin, Kontrolle und allem voran Verantwortungsübernahme für das eigene Leben mit einer wünschenswerten Persönlichkeitsstruktur (vgl. Lemke, 1997). Die Regierung zum eigenverantwortlichen Gesundheitsverhalten basierend auf der Internalisierung dieser Gesinnung besitzt das Potenzial, in dem Versuch einer unendlichen Selbstoptimierung zu münden. Bröckling (2000) bringt in seinem Beitrag über die totale Mobilmachung im Kontext der Menschenführung im Qualitäts- und Selbstmanagement auf diesen Kontext projizierbare Exempels. Die Erreichung festgelegter Leistungsindikatoren und der Aufruf zum Benchmarking durch einen Vergleich mit den Besten der Besten würden nicht lediglich im Rahmen unternehmensführender Strategien expandieren. Auf eine Autonomie anstrebende Art und Weise würde Gesundheit darüber hinaus in Machtmechanismen integriert (Brunnett, 2007). Brunnett bezieht sich auf Foucault (1984) und stellt die Wirksamkeit des Konzeptes der Regierung für Gesundheit dahingehend heraus, dass es als Bindeglied zwischen Herrschaft und Subjektivität waltet. Technologien, die dazu dienen, dass die Individuen auf sich selbst gestaltend Einfluss nehmen, stehen demnach in Verbindung mit sozialen Machttechnologien. Insbesondere aufgrund der zentralen Rolle von Eigenverantwortung und Autonomie würde dieser Aspekt in der neuen Gesundheitskultur einen hohen Evidenzgrad demonstrieren. Vor diesem Hintergrund lässt sich konstatieren, dass es sich bei Gesundheit nicht mehr um einen Zustand, sondern um eine Haltung respektive um das Resultat einer aktiven Entscheidung handelt. Und zwar der Entscheidung für eine ‚gesunde Lebensweise‘.

Bezieht man sich auf den Foucaultschen Regierungsbegriff (2005), kann man in der wie von Bettina Schmidt (2008) betitelten ‚Gesund & Mündig-Kampagne‘, einen Führungsaspekt erkennen, bei dem die Subjekte durch komplexe Strukturen von Machteffekten dazu motiviert werden, auf ihre Gesundheit zu achten. Sie sind demnach einer kontinuierlichen Verhaltenserwartung ausgesetzt, die ihnen in sämtlichen Lebensbereichen jegliche Verantwortungsräume für die eigene Gesundheit in das Bewusstsein ruft.

Kritisch erscheint weiterhin der Begriff der Schuld, der aus einem unterstellten Mangel an Verantwortungsübernahme aufkeimen kann. Sofern sich dem Subjekt die Handlungsoptionen bieten, die individuellen Risikofaktoren auszuschalten bzw. zu minimieren, wird dieses Verhalten von ihm erwartet. Dies bedeutet, dass der Ausbruch einer Erkrankung, die gegebenenfalls auf eine ‚risikoreiche‘ Lebensführung zurückzuführen ist, häufig als selbstverschuldet betrachtet wird.

Um jene Schuldlast zu vermeiden, wird auf Individualisierung von Verantwortung abgezielt. Sportmuffel, Raucher und Übergewichtige gelten als Präventionsverweigerer, die für ihre selbstverschuldeten Leiden Verantwortung übernehmen sollen, anstatt als (Sozialversicherungs-)Betrüger von der Gemeinschaft Solidarität zu erfahren (Schorb & Schmidt-Semisch, 2012). Ein Beispiel hierfür stellen die Vorbehalte und Diskriminierungen gegenüber Übergewichtigen dar, denen die notwendige Selbstdisziplin zur Gewichtsreduktion abgesprochen und Willensschwäche sowie Unkontrolliertheit unterstellt wird. Neben der Kommunikation gesundheitlicher Risiken werden auch immer Ursachen geliefert und Verantwortung zugeschrieben. Hierbei tun sich zwei Möglichkeiten auf: zum einen kann es sich um Umweltrisiken handeln, welche als außerhalb der Kontrolle der Individuen betrachtet werden. Zum anderen kann eine gänzliche Verantwortung des Individuums für einen Risikofaktor definiert sein. Jene Differenzierung sei nicht selbstverständlich sondern Ergebnis von Problemkonstruktionen und politischen Entscheidungen (ebd.). „Das heißt die Zurechnung von Verantwortung ist nicht an vermeintlich objektiven Kriterien, sondern immer normativ orientiert" (ebd.: 57). Die fehlende Objektivität birgt die Gefahr einer Verantwortungsdiffusion die, wie oben aufgeführt, auch Schmidt (2008) erkannte.

Insbesondere im Hinblick auf die Aktualität prädiktiver Gentests muss die Übernahme von Eigenverantwortung einer kritischen Perspektive unterzogen werden. Fortschreitende diagnostische Methoden ermöglichen die Auskunft über gesundheitliche Risiken, die auf genetischer Ebene verortet sind. Dies bedeutet, dass Grenzen aufgelöst werden und sich der Verantwortungsraum ausweitet. Was früher als genetisch bedingt definiert wurde und somit die Möglichkeiten individueller Interventionen limitierte, kann heutzutage „eigenverantwortlich" beeinflusst werden (drze, 2014). Der individuelle Verantwortungsbereich expandiert, Eigenverantwortung nimmt zu und eigenverantwortliches Handeln wird zur komplexen Herausforderung in Anbetracht wachsender Möglichkeiten.

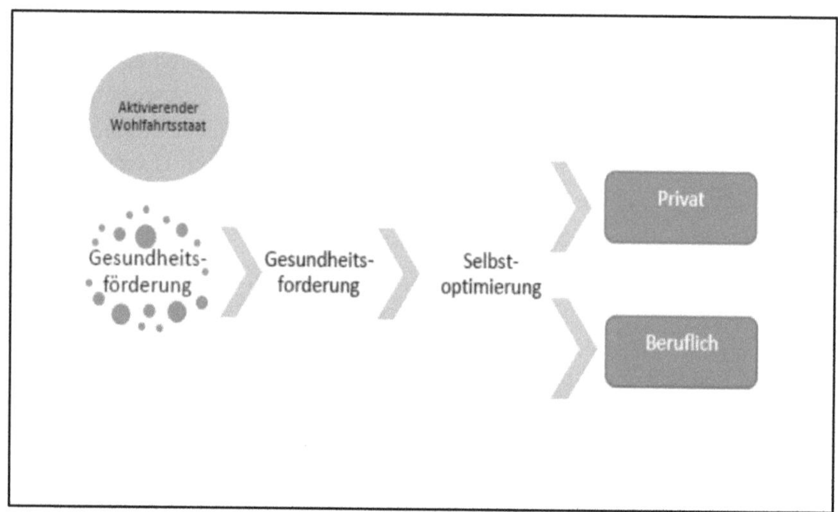

Abbildung 3: Verantwortungs-Wirkungskette, Quelle: nach Schmidt (2008) und Hanses (2010), eigene Darstellung

Abbildung 3 zeigt die Wirkungskette der Verantwortungsforderung. Unter dem aktivierenden Sozialstaat ziehen gesundheitsförderliche Konzepte eine Gesundheitsforderung nach sich (Schmidt, 2008). Diese führt diskret zur internalisierten Strategie der gesundheitlichen Selbstoptimierung (Hanses, 2010; Bröckling, 2007) und mündet in privater und beruflicher Verantwortungsübernahme im Hinblick auf gesundheitliche Verhaltensweisen.

2.5 Empirischer Stand der Forschung

Die vorangegangenen tendenziell sozialwissenschaftlichen Ergebnisse des Kapitels 2.2 basieren überwiegend auf theoriegeleiteter Forschung. Der Mangel an empirischen Untersuchungen, die sich den Forschungsfragen dieser Arbeit widmen, lässt sich unter anderem dadurch begründen, dass es sich sowohl bei Gesundheit als auch Eigenverantwortung um zwei höchst komplexe Begriffe bzw. Konstrukte handelt, über die im ersten Fall kein eindeutiger Konsens besteht und im zweiten, wie bereits erwähnt, höchst Unterschiedliches subsumiert werden kann. Qualitative und quantitative Studien fokussierten bislang überwiegend auf die Perspektive und Bedürfnisse der Individuen, das bedeutet, inwieweit diese Eigenverantwortung wünschen bzw. abgeben. So zeigt beispielsweise eine qualitative Studie zur Beteiligung am medizinischen Entscheidungsfindungsprozess bei Blutkrebspatienten aus dem Jahr 2013, dass die Patienten weniger Eigenverantwortung tragen möchten, da sie von der Komplexität der Erkrankung und der

Therapie überfordert seien und ein Mangel an bereitgestellten Informationen, Selbsthilfestrategien und Selbsthilfegruppen zu verzeichnen sei (Ernst et al., 2013).

Im Hinblick auf die von außen herangetragenen Forderungen, Eigenverantwortung zu übernehmen, wurde trotz der Existenz dieses Phänomens bislang nicht ausreichend empirisch geforscht. Auf internationaler Ebene finden sich zumeist Untersuchungsergebnisse, die sich auf bestimmte Krankheitsbilder beziehen und somit keine konkreten Aussagen über das Gesamtproblem erlauben.

Der Assistenzprofessor für Medizinethik und Gesundheitspolitik der University of Pennsylvania, Harald Schmidt, widmete sich in seiner Doktorarbeit als einer der wenigen dem Thema gesundheitlicher Eigenverantwortung. Er entwickelte ein Rahmenkonzept, um über die Fairness der Richtlinien persönlicher Eigenverantwortungsförderung, basierend auf Belohnungen oder Sanktionen, zu entscheiden. Er kombinierte in seiner Arbeit die Begriffsanalyse, das heißt eine konzeptuelle Auseinandersetzung mit dem Forschungsgegenstand mit empirischen Untersuchungen. Hierin liegt vermutlich einer der Gründe für die hohe Qualität seiner Ergebnisse, welche weitläufig unter anderem von der Congressional Quarterly, Los Angeles Times, New York Times und der Newsweek publiziert und somit einer breiten Leserschaft zugänglich gemacht wurden (Department of Medical Ethics and Health Policy, 2012). Seiner Ansicht nach müsse sich ein faires und nützliches Konzept von Gesundheitsverantwortung im Rahmen der Gesundheitspolitik, umfassender, differenzierter und weniger strafend gestalten. Einen Lösungsansatz präsentierte er im Jahr 2008 im British Medicine Journal (BMJ) im Rahmen des Norman Daniels[4] Symposiums: „Health responsibility as co-responsibility presents one alternative" (Schmidt, H. 2009: 25). Die gesundheitliche Verantwortung im Sinne einer Mitverantwortung stelle für ihn zusammenfassend eine anzustrebende Alternative dar. Unabdingbar hierfür sei einerseits die Maximierung des Möglichkeitenspielraumes der Individuen und andererseits die Effizienz des Gesundheitssystemes. Darüber hinaus müsse Klarheit darüber bestehen, welche Verantwortlichkeiten angemessen, begründet und zurechenbar seien und für welche dies hingegen nicht zutreffe (ebd.: 25 ff.).

Im Hinblick auf die überschaubare Anzahl konkreter Forschungsarbeiten zum gewählten Thema wird mit dem diskursanalytischen Ansatz nach Foucault beabsichtigt, ein Stück der hier bestehenden Forschungslücke zu füllen, dabei expli-

---

[4] Norman Daniels, * 1942, ist ein amerikanischer Staatstheoretiker, Wissenschaftstheoretiker, Politologe, Ethiker und Bioethiker der Harvard University.

zit den Fokus auf die extern herangetragenen Anforderungen an die Individuen zu legen und darauf aufbauend den Bedeutungsgehalt von Gesundheit herauszupräparieren. Im Folgenden werde ich zunächst meinen theoretischen Hintergrund darlegen, indem ich auf die Diskurstheorie und die Produktion von Wahrheit eingehe, um zu verdeutlichen auf welchen theoretischen Grundannahmen meine Arbeit fußt.

3 Theoretischer Hintergrund – Diskurstheorie

Die theoretische Konzeption der vorliegenden Masterthesis basiert auf der Diskurstheorie des französischen Philosophen Michel Foucault und wird durch unterstützende Anmerkungen von Keller (2011), Jäger (1997) und Jäger & Zimmermann (2010) ergänzt. Die in dieser Arbeit behandelten Themen der Eigenverantwortung und des Gesundheitsbegriffes stellen komplexe Phänomene von Gesellschaft und Wirklichkeit dar. Um jener Komplexität Rechnung zu tragen und dabei die in diesem Rahmen zur Verfügung stehenden Ressourcen zu beachten, werden in diesem Kapitel lediglich jene diskurstheoretischen Aspekte Eingang finden, die für die Konzeption und das weitere Vorgehen dieser Arbeit von Bedeutung sind. Zahlreiche Einführungen in die Werke von Foucault wie von Deleuze (1992) oder Martschukat (2002) bieten einen umfangreichen Überblick über die Sichtweisen Foucaults, deren Präsentation den Rahmen der vorliegenden Ausarbeitung passieren würde.

In den folgenden beiden Unterkapiteln wird in 3.1 zunächst der Begriff des Diskurses, eingebettet in die Theorie der Wahrheitsproduktion, erklärt. Der Grund hierfür liegt in der Überzeugung, dass sich die Bedeutung des Diskursbegriffes in diesem Kontext am sinnhaftesten entfalten kann. In 3.2 werden die hinsichtlich der Forschungsfragen relevanten Aspekte der Diskursanalyse dargelegt und somit vorbereitend auf das anschließende Methodenkapitel die Gedanken zur Unterscheidung der vier Grundmomente von Diskursen nach Foucault (1988) vorgestellt.

3.1 Der Diskursbegriff und die Produktion von Wahrheit

Mit ‚discurrere' oder ‚discursus' liegen die sprachlichen Wurzeln des Diskursbegriffes im Altlateinischen (Keller 2011: 14). Er wurde maßgeblich durch den Philosophen Michel Foucault geprägt. Dieser beschäftigte sich in jenem Zusammenhang mit unterschiedlichen Phänomenen der Bereiche Krankheit, Medizin, Strafe, Recht und vielen weiteren. In seinen Werken „Die Ordnung des Diskurses" (1974) und „Archäologie des Wissens" (1988) stellt er grundlegende Gedanken zu seiner Theorie der Diskurse dar (ebd.: 43 ff.). Foucault (1988: 156) begreift den Diskurs als „eine Menge von Aussagen, die einem gleichen Formationssystem zugehören". Seine Oberfläche bilden dabei sprachliche Performanzen in Gestalt von Äußerungen (Jäger & Zimmermann 2010: 37). Während es sich bei Äußerungen um eine Menge von sich nicht wiederholenden Zeichen handelt, die ereignisgebunden respektive selbst festgelegte und datierte

Ereignisse sind, stellen Aussagen homogene Inhalte mit einem gemeinsamen Nenner dar, welcher aus Sätzen und Texten gezogen werden kann. Sie verweisen auf ein bestimmtes Wissen, das spezifische Äußerungen erst ermöglicht oder auch zurückweist. Demnach lassen sich Äußerungen zu Aussagen verdichten bzw. kann einer Äußerung ein Aussagegeflecht entnommen werden. Im Vergleich zur Äußerung, ist eine Aussage nicht unmittelbar erkennbar (ebd.: 29 f.). Foucault bezeichnet Aussagen als ‚Atome des Diskurses‘, da Äußerungen auf Aussagen verweisen, welche versuchen, jene sinnhaft einzubetten (ebd.: 37). Der Philosoph sieht in einem Diskurs die in der Sprache aufkeimende Wahrnehmung von Wirklichkeit in einer Epoche und einer Gesellschaft:

> „Die Wahrheit ist von dieser Welt; in dieser Welt wird sie aufgrund vielfältiger Zwänge produziert, verfügt sie über geregelte Machtwirkungen. Jede Gesellschaft hat ihre eigene Ordnung der Wahrheit, ihre ‚allgemeine Politik‘ der Wahrheit: das heißt sie akzeptiert bestimmte Diskurse, die sie als wahre Diskurse funktionieren läßt; es gibt Mechanismen und Instanzen, die eine Unterscheidung von wahren und falschen Aussagen ermöglichen und den Modus festlegen, in dem die einen oder anderen sanktioniert werden; es gibt einen Status für jene, die darüber zu befinden haben, was wahr ist und was nicht.“ (Foucault 1978: 51)

Keller (2011: 68) äußert sich ergänzend bezüglich des Diskursbegriffes und erkennt „eine nach unterschiedlichen Kriterien abgrenzbare Aussagepraxis bzw. Gesamtheit von Aussageereignissen, die im Hinblick auf institutionell stabilisierte gemeinsame Strukturmuster, Praktiken, Regeln und Ressourcen der Bedeutungszuweisung untersucht werden.“ Laut ihm produzieren und prozessieren sie Deutungszusammenhänge, die Wirklichkeit in spezifischer Weise hervorbringen (ebd.: 72). Die Tatsache, dass Wirklichkeit hervorgebracht und Wahrheit erst konstruiert wird, führt dazu, dass in diesem Zusammenhang die Entfaltung von Macht aufkeimt. Denn wenn eine Wirklichkeit durch Deutung bzw. Konstruktion erst entsteht, bedeutet dies, dass sie variabel ist und folglich um sie gerungen wird. Wer kann auf welche Art und Weise Deutungshoheit erlangen? Hieraus resultiert ein Machtkampf um die Geltung von Normen und Werten. Der Diskurs erfüllt nun die Aufgabe, als Träger von Wissen eben diese Macht auszuüben, wodurch sich die Bedeutsamkeit seiner Existenz begründet (Jäger & Jäger, 2007).

Villa (2012: 20) bezeichnet Diskurse als „Systeme des Denkens und Sprechens, die das, was wir von der Welt wahrnehmen, konstituieren, indem sie die Art und

Weise der Wahrnehmung prägen". Diskurse sind somit in der Lage, das Bewusstsein der Subjekte zu beeinflussen und bewirken Subjektpositionen, welche durch die einzelnen Individuen wiedergegeben werden. Die Anzahl der den gesellschaftlichen Individuen zur Verfügung stehenden Aussagen wird durch sie reglementiert, woraus ein weiteres Machtpotenzial erwächst (Jäger & Zimmermann, 2010). Darüber hinaus handelt es sich bei einem Diskurs um einen sozialen Wissensfluss durch die Zeit. Er wurde in der Vergangenheit geprägt, bestimmt die Gegenwart und fließt in die Zukunft (Jäger 1997: o.S.). Die Nachhaltigkeit seines Wesens lässt erkennbar werden, welche Stärke ihn charakterisiert. Vergleichbar mit einem Schneeball, der einen endlosen Berg herunterrollt und im Verlauf durch weitere Schneepartikel sukzessiv an Größe und Massivität gewinnt, gegebenenfalls partiell schmilzt, wodurch sich sein Profil verändert und sich sein Verlauf neu gestaltet. Er formiert das subjektive und kollektive Bewusstsein und kann somit Macht ausüben. Diese Macht entsteht dadurch, dass jenes formierte, subjektive und kollektive Bewusstsein die Basis für die Wahrnehmung und die Auseinandersetzung mit der Gesellschaft darstellt sowie deren Neugestaltung, Weiterentwicklung und Veränderung bestimmt (ebd.).

3.2 Die Diskursanalyse

Die Diskursanalyse kann als Hybrid verstanden werden, da es sich bei ihr sowohl um eine gegenstandskonstituierende Theorie als auch um eine Forschungsstrategie handelt (Großkopf 2012: 209). Die Aufgabe der Diskursforschung liegt nicht in der Frage nach einer authentischen, subjektiven Absicht und Bedeutung einer Äußerung. Vielmehr sollen situative Sinngehalte im direkten Äußerungszusammenhang berücksichtigt werden und letztlich auf den allgemeinen Inhalt geschlossen werden, wie er als typischer Rahmen eines sozialen Kollektivs in Erscheinung tritt. Die situative Ebene wird mit der generellen in Verbindung gebracht, sodass divergente Handhabungen erkennbar werden und reflektiert werden können (Keller 2011: 102). Jäger und Zimmermann betonen, dass es zu einer der wichtigsten Voraussetzungen für das analytische Vorgehen zähle, dass die Diskursanalyse auf der Erkenntnis beruhe, dass keiner die Wahrheit gepachtet habe. Keiner könne den Anspruch erheben, seine Macht damit zu legitimieren und somit sei niemand endgültig im Recht (Jäger & Zimmermann 2010: 23). Die diskursanalytische Arbeit ist gekennzeichnet durch die Untersuchung, wie Diskurs, Wissen, Wahrheit und Macht in Relation zueinander stehen. Das Wissen, welches in Form von Diskursen auftritt, gelte als wahr und müsse deshalb kritisch hinterfragt werden (ebd.: 8). Bei der Diskursanalyse handelt es sich nicht um eine homogene Methode, sondern es lassen sich unterschiedliche Ansätze hierunter subsumieren. Die vorliegende Arbeit orientiert sich an der wissenssoziologischen Diskursanalyse nach Keller (2011), die die diskursanalytischen Leitideen Foucaults aufgreift. Insbesondere wird den sogenannten Formationsregeln in dieser Ausarbeitung Beachtung geschenkt, weshalb deren Erläuterung an dieser Stelle erfolgt:

> „In dem Fall, wo man in einer bestimmten Zahl von Aussagen ein ähnliches System der Streuung beschreiben könnte, in dem Fall, in dem man bei den Objekten, den Typen der Äußerung, den Begriffen, den thematischen Entscheidungen eine Regelmäßigkeit (...) definieren könnte, wird man übereinstimmend sagen, dass man es mit einer diskursiven Formation zu tun hat." (Foucault 1988: 58; Hervorh. im Original)

Eine diskursive Formation stellt somit eine übergeordnete Einheit dar, in der sich Aussagen und Diskurse vereinen. Foucault (1988: 58) bezeichnet die Bedingungen, denen die Elemente dieser Streuung unterliegen, als Formationsregeln und meint hiermit zum Beispiel Gegenstände, Äußerungsmodalitäten, Begriffe oder die thematische Wahl. Jene Regeln stellen die Existenzbedingungen einer diskursiven Verteilung dar. Keller (2011, 46) resümiert, dass Foucault im Diskurs „eine Menge von an unterschiedlichen Stellen erscheinenden, verstreuten Aussagen, die nach demselben Muster oder Regelsystem gebildet worden sind, deswegen ein- und demselben Diskurs zugerechnet werden können und ihre Gegenstände konstituieren" erkennt. Dem Diskursanalytiker käme demnach die Aufgabe zu, jenes Regelsystem zu rekonstruieren, um die zu Beginn lediglich hypothetische Zugehörigkeit der Aussagen zu einem Diskurs nachzuzeichnen.

Die Tatsache, dass jeweils eine bestimmte Art von Aussagen und keine andere in Erscheinung tritt, begründet Foucault mit jenem Regelsystem, welchem die sogenannten „Formationsregeln" zugrunde liegen (ebd.: 46). Keller (2011: 47 f.) gibt Foucaults (1988: 48 ff.) Gedanken zur Unterscheidung der vier Grundmomente von Diskursen wieder, welche hinsichtlich ihrer Formationsregeln analysiert werden können. Foucault differenziert zum Ersten die Formation der Gegenstände eines Diskurses. Erschließen lässt sich diese durch die Frage, nach welchen Regeln die Gegenstände konstruiert werden, von denen die Diskurse sprechen. Weiterhin wird hierfür untersucht, welche Klassifikationsmuster die beteiligten wissenschaftlichen Disziplinen einsetzen. Zweitens unterscheidet Foucault die Formation der Äußerungsmodalitäten. Fragestellungen, die hierüber unter anderem Aufschluss geben, beschäftigen sich mit dem Sprecher, den Institutionen und den Subjektpositionen die den Diskursgegenstand thematisieren. Zum Dritten erwähnt er die Formation der Begriffe. Hier geht es um Fragen nach Regeln, auf welchen die jeweiligen Aussagen basieren. Betrachtet werden hierfür die Verknüpfung von Textbausteinen, die verwendeten rhetorischen Mittel, der Argumentationsaufbau und die Zitierweise sowie die Übersetzung und Kommunikation quantitativer und qualitativer Aussagen. Der vierte Grundmoment von Diskursen belangt die Gestaltung der Strategien. Im Fokus stehen hierbei die Außenbezüge des Diskurses. Gefragt wird unter anderem nach den Themen und Theorien des Diskurses und wie sich diese auf andere Diskurse beziehen. Im Hinblick auf die Erläuterung der Formationsregeln versteht sich die Diskursanalyse nach Foucault als sorgfältige Untersuchung und Rekonstruktion unterschiedlicher Ebenen der Hervorbringung, die einer Aussage zugeschrieben werden können (Keller 2011: 48).

4 Methodologie

4.1 Methodisches Vorgehen der inhaltlichen Einführung

Der inhaltliche Einstieg in die vorliegende Arbeit (Kapitel 2) basiert auf einer gezielten Literaturrecherche, die auf die unterschiedlichen Sichtweisen auf das Thema gesundheitlicher Eigenverantwortung fokussiert. Hierbei wurde insbesondere Wert darauf gelegt, möglichst divergente Perspektiven auf das Themengebiet aufzuzeigen und den kritischen Positionen einen quantitativ höheren Teil einzuräumen. Die Autoren, deren Werk sowie die Kernaussagen bezüglich ihres Standpunktes gegenüber der Eigenverantwortung für die Gesundheit wurden zwecks Struktur und Übersichtlichkeit tabellarisch festgehalten. Aus diesem Ergebnisdokument konnten Hinweise darüber gewonnen werden, welche Motive sich hinter einer Befürwortung oder auch Ablehnung von mehr Eigenverantwortung verbergen. Weiterhin war es durch die Zusammenschau möglich, richtungsweisende Parallelen in der Kerndenke der Autoren zu identifizieren, gegebenenfalls auch Konflikte aufzuspüren und Widersprüche zu erkennen. Die Ergebnisse dienen im ersten Teil dieser Arbeit dazu, den Leser bzw. die Leserin für die Thematik des eigenverantwortlichen Gesundheitsverhaltens zu sensibilisieren und aufzuzeigen, dass sich verschiedene Interessen und Motivationen hinter den soziologischen und ökonomischen Appellen verbergen.

4.2 Diskursanalyse und Datenkorpus

In den folgenden Zeilen soll zunächst verdeutlicht werden, weshalb ich mich für einen diskursanalytischen Ansatz entschieden habe und welchen Gedanken die Wahl der Diskursebene zugrunde liegt. Daraufhin erfolgt die Beschreibung des Datenkorpus sowie dessen Generierung. Auf diesem Fundament basierend schildere ich mein explizites Vorgehen der Grobanalyse und der darauf aufbauenden Feinanalyse.

4.2.1 Anmerkungen zu Methode und Themenwahl

Bei dem eigenverantwortlichen Umgang mit der Gesundheit und der Konstruktion ihres Begriffes handelt es sich um komplexe Phänomene. Zur Klärung der Forschungsfragen, die in jene Themengebiete eingebettet sind, muss jener Komplexität Rechnung getragen werden. Durch das diskursanalytische Konzept dieser Arbeit soll dieser Anspruch erfüllt werden. In Anlehnung an Keller (2011: 68) wurden abgrenzbare Aussagepraxen hinsichtlich ihrer gemeinsamen Strukturmuster, Regeln und Werkzeuge der Bedeutungserzeugung untersucht.

Der soziale Ort, von welchem aus kommuniziert wird, das bedeutet die Diskursebene, liegt in der Landschaft der Printmedien verortet. Wohl überlegt wurde sich für eine mediale Untersuchung des Eigenverantwortungsdiskurses entschieden. Keller (2011: 39) bezieht sich auf Gamson (1987) indem er angibt, dass die Medien als zentrale Arena der gesellschaftlichen Wirklichkeitskonstruktion gelten würden. In Anlehnung an Foucault (1989) ist weiterhin die Rede von „Praktiken der Selbstdisziplinierung, die durch Ratgeber vermittelt werden" (Keller 2001: 50). Dass der Gegenstand der gesundheitlichen Eigenverantwortung und das konstituierte Gesundheitsverständnis ein sinnvolles Thema für ein diskursanalytisches Vorhaben darstellt, liegt, wie eingangs geschildert, in der Aktualität der Thematik begründet. Darüber hinaus bringt Sarasin (2001: 18 f.) in Bezug auf den Körper des Subjektes im Rahmen des Hygienediskurses an:

> „Ich will vielmehr zeigen, was genau passiert, wenn ein einflussreicher Diskurs zu sagen beginnt: ‚Das ist dein Körper, der so und so funktioniert, den du so und so regulieren kannst, der diesen und jenen Gefahren ausgesetzt ist und der dir diese und jene Genüsse bietet.'(...) Im Zentrum des hygienischen Diskurses steht der Glaube, dass es der oder die Einzelne weitgehend selbst in der Hand habe, über Gesundheit, Krankheit oder gar den Zeitpunkt des Todes zu bestimmen (...)."

Jene Gedanken bestärkten mich, den Diskursstrang der gesundheitlichen Eigenverantwortung aufzunehmen. Dieser besteht aus thematisch einheitlichen Diskursfragmenten, die in dieser Arbeit die einzelnen Zeitschriftenartikel darstellen. Aus jenen werden die Aussagen, als Atome des Diskurses (Foucault, 1988), im Hinblick auf den Gesamtkontext durch Verallgemeinerung abgeleitet (Jäger & Zimmermann, 2010).

4.2.2 Die Auswahl der Daten

Die Auswahl adäquater Zeitschriften erfolgte im Hinblick auf eine hohe Anzahl von Leserinnen und Lesern mit einer ausreichend breit gefächerten Altersgruppe, das heißt der Bekanntheitsgrad und die angesprochene Altersklasse waren grundlegende Kriterien bei der Recherche geeigneter Medien für die Analyse. Weiterhin kamen lediglich Magazine in Betracht, welche sich direkt bzw. indirekt gesundheitsbezogener Themen annehmen und diese auf verschiedene Weise an die Leserinnen und Leser herantragen. Darüber hinaus musste das gewählte Medium eine ausreichende Zahl an Ausgaben pro Jahr veröffentlichen, sodass ein festgelegter und limitierter Erscheinungszeitraum der analysierten Texte definiert werden konnte. Letztlich war es unabdingbar pragmatische Aspekte, wie die Möglichkeit der Beschaffung der Zeitschriften, zu berücksichtigen. Für das weibliche Geschlecht wurde die Zeitschrift *Brigitte* ausgewählt, welche die angeführten Kriterien erfüllt und für die männliche Zielgruppe das Magazin *Men's Health*.

4.2.2.1 Brigitte

Bei der *Brigitte* handelt es sich um einen Marktführer unter den deutschen Frauenzeitschriften. Die Zeitschrift erscheint alle 14 Tage im Gruner + Jahr Verlag und wird von mehr als 2,5 Millionen Frauen konsumiert (G+J EMS, 2015). Neben dem für diese Arbeit relevanten Thema der Gesundheit und Medizin beschäftigt sich die *Brigitte* mit Fragen aus den Bereichen Mode, Beruf, Politik, Kultur, Partnerschaft und Psychologie. Eine facheinschlägige Ausrichtung ist demnach nicht ersichtlich. Die Artikel zeichnen sich dabei stets durch Aktualität aus. Zur Zielgruppe zählen Leserinnen im Alter von 30-59 Jahren, die einen überdurchschnittlichen Bildungsgrad aufweisen, überwiegend einer beruflichen Tätigkeit nachgehen und zumeist über ein Haushaltseinkommen von über 2500 € (netto) verfügen. Ihr gesellschaftlicher Status liegt laut Angaben der *Brigitte* leicht über dem der restlichen weiblichen Bevölkerung (G+J EMS, 2015). Die *Brigitte* nimmt die Rolle eines vertrauten Ratgebers in den oben aufgeführten Themenfeldern ein und bedient sich dabei überwiegend der Umgangssprache. Hintergrundinformationen in Form von weiterführender Literatur oder Verweise auf Studienergebnisse werden selten oder gar nicht angeführt, sodass der Unterhaltungscharakter im Vordergrund steht.

4.2.2.2 Men's Health

Die *Men's Health* ist derzeit das weltweit größte Männermagazin und wird in über 40 Ländern einmal pro Monat veröffentlicht. In Deutschland wird sie seit 1996, Tendenz steigend, von über 1,31 Millionen Männern gelesen und erreicht weltweit eine Leserschaft von über 18 Millionen Personen (Motor Presse Stuttgart, 2015a+b). Das Magazin versteht sich als „cleverer Guide, inspirierender Motivator und verlässlicher Freund in allen Lebenslagen" (Motor Presse Stuttgart, 2015a). Die Zielgruppe der *Men's Health* sind Männer im Alter von 20-39 Jahren mit klaren Zielen und dem Bedürfnis privat und beruflich an sich zu arbeiten. Thematisch beschäftigt sich die *Men's Health* mit Sport und Fitness, Gesundheit und Ernährung, Partnerschaft, Erotik und Lebensart sowie aktuellen Themen, die häufig saisonbedingt gewählt sind. Konzeptionell zielt die Zeitschrift auf eine motivierende und inspirierende Vermittlung alltagstauglicher

Tipps ab. Sie liefert dabei teilweise wissenschaftliche Studienergebnisse, um ihre Glaubwürdigkeit und Authentizität zu beweisen und versucht Lesefreude und seriösen Journalismus zu vereinen (Motor Presse Stuttgart, 2015a+b). Auffällig häufig tauchen dabei identische bzw. ähnliche Inhalte auf. So werden die Themen einer eiweißbetonten Ernährungsweise und Möglichkeiten eines erfolgreichen Muskelaufbaus signifikant häufig behandelt. Das sprachliche Niveau der Zeitschrift ist vergleichbar mit dem der *Brigitte*, wobei angemerkt werden muss, dass einige Artikel eher standardsprachlich formuliert sind und wiederum vereinzelt auch Fachbegriffe verwendet werden.

4.2.3 Die Generierung des Datenkorpus

Gesichtet wurden insgesamt 25 *Brigitte*-Ausgaben sowie 25 *Men's Health*-Magazine jeweils aus den Jahren 2014 und 2015. Alle Exemplare wurden mehrfach auf zu analysierende Texte untersucht und es erfolgte eine Artikelauswahl anhand folgender definierter Kriterien und Merkmale:

- gesundheitsbezogene Rubrik (*Brigitte*: Balance, Fit Trends, Gesundheit, Fitness, Beauty, Dossier; *Men's Health*: Gesundheit und Ernährung, Gesundheit, Editorial, Check-up)
- Themenkommunikation in Form von Informationen, Ratschlägen, Aufklärung, Tipps
- Potenziell inhaltlich-ideologische Aussagen erkennbar
- Einsatz ikonographischer Mittel[5]
- Berücksichtigung divergenter Inhalte: Fokus auf Gesundheit und Krankheit
- Berücksichtigung divergenter Zeitpunkte: präventiv, kurativ, rehabilitativ
- Beobachtbarkeit von kommunizierten Verhältnissen und Verhalten
- Verschiedene Sprecher: Autoren, Interviewpartner, Leser bzw. Leserin und dabei
- keine Beschränkung der Länge des Artikels.

Die Materialmenge speist sich aus dem quantitativen sowie qualitativen Umfang des Datenkorpus. Die Erschließung und Aufbereitung der Materialbasis, das

---

[5] Bei ikonographischen Mitteln handelt es sich um bildhafte Instrumente wie: Fotos, Skizzen, Collagen, Titelgestaltung, Graphiken, Hervorvorhebungen, Satz, Farben, graphische Gestaltung von Überschriften und Zwischenüberschriften. Beachtet werden dabei die enthaltene Kollektivsymbolik und die Normalisierungsstrategien (Jäger&Zimmermann 2010: 68).

heißt die Generierung des Datenkorpus sei nach Jäger (1997: o.S.) bereits Teil der empirischen Untersuchung und könne nicht im Vorhinein festgelegt werden. Die Vollständigkeit des Datenkorpus ergab sich somit, als keine neuen strukturellen bzw. inhaltlichen Phänomene hinsichtlich meiner Forschungsfragen mehr in Erscheinung traten. Die Bandbreite der Diskursfragmente wurde in Anlehnung an Jäger & Zimmermann (2010: 39) ermittelt, indem der Korpus unter Berücksichtigung, dass Eigenverantwortung und Gesundheit zwei sich beeinflussende Diskursfragmente darstellen, so lange generiert, bis keine neuen inhaltlichen und formalen Elemente mehr auftraten. Konkret entsprach mein Datenumfang den Forschungserfordernissen, als sich weder neue Oberkategorien auftaten noch andersartige Strukturmuster bezüglich der Eigenverantwortungsappelle zu beobachten waren. Als ich argumentativ, strategisch und bildhaft keinerlei neuen Erkenntnisse mehr gewinnen konnte, erklärte ich meinen Datenkorpus als vollständig. Jene Vollständigkeit war im Hinblick auf die *Brigitte* bei insgesamt 20 Artikeln aus 18 Zeitschriften der Jahre 2014 und 2015 erreicht. Für die *Men's Health* ergab sich aufgrund stärkerer Aussagekraft der Artikel eine Materialbasis von insgesamt 14 Artikeln aus 14 Magazinen der Jahre 2014 und 2015.

4.3 Methodisches Vorgehen der Diskursanalyse

4.3.1 Die Grobanalyse

Im Anschluss an zwei Lesedurchläufe aller Artikel wurde zunächst jeweils eine Analysetabelle als Basisdokument für beide Zeitschriften erstellt (Anhang 1: Grobanalyse *Brigitte* und Anhang 2: Grobanalyse *Men's Health*). Das Ziel darin bestand in der groben Erfassung des institutionellen Rahmens, der Textoberfläche, den sprachlich-rhetorischen Mitteln, den inhaltlich-ideologischen Aussagen und sonstiger Auffälligkeiten. Vermerkt wurde zunächst die Quelle, das heißt die Ausgabe, das Erscheinungsjahr, die Rubrik, die Seitenzahl, und der/die Autor/in des Artikels. Weiterhin wurde das genaue Thema festgehalten, welches jeweils im Text behandelt wird, der Titel des Berichtes sowie der Anlass bzw. die Art, das heißt ob es sich beispielsweise um einen Informationsbericht, ein Interview oder einen Erfahrungsbericht handelte. Darüber hinaus notierte ich stichwortartig die Auswahlkriterien, das bedeutet aufgrund welcher Äußerungen und Merkmale der Bericht explizit berücksichtigt wurde. In der folgenden Spalte wurde die Botschaft, die bezüglich der Übernahme gesundheitlicher Eigenverantwortung transportiert wird, erfasst und mithin die Anforderungen, die dadurch an die Individuen herangetragen werden. Traten Auffälligkeiten ikonographischer Art auf, wurden sie ebenfalls in dieser Spalte vermerkt. Anhand einer farblichen Markierung wurde anschließend das Maß an Eigenverantwortung gekennzeichnet, welches sich hinsichtlich des Gesamtkontextes ergab (Eigenverantwortung↑Eigenverantwortung ↓Eigenverantwortung =). Jenes Maß wurde bestimmt, indem anhand argumentativer, strategischer und bildlicher Mittel der situative Sinngehalt bezüglich gesundheitlicher Eigenverantwortung im direkten Äußerungszusammenhang ermittelt wurde. In der letzten Spalte erfolgte eine Charakterisierung des Gesundheitsbegriffes, wie er im jeweiligen Artikel in Erscheinung tritt. Konkret wurde so vorgegangen, dass anhand einer gesamtkontextualen Betrachtung der inhaltlichen Botschaft, argumentativer Strukturmuster, rhetorischer Mittel und ikonographischer Instrumente ein bis drei passende Schlagworte generiert wurden, welche das Bild von Gesundheit, das im Artikel kommuniziert wird, einschlägig widerspiegeln. Im Hinblick auf die Analyse der Phänomenstruktur bildete ich folgende Oberkategorien, auf deren Basis die weiterführende Analyse erfolgen sollte:

> **Ernährung** (ernährungs- und lebensmittelbezogene Artikel)
> **Sport/ Bewegung** (Artikel, die Sportarten, Trainingsmethoden oder körperliche Aktivität thematisieren)
> **Geschlecht** (Artikel, die geschlechtsspezifische Inhalte vermitteln)
> **Sonstige** (Artikel, die anderweitige, unterschiedliche Thematiken beinhalten oder spezifische Krankheitsbilder unterschiedlichen Schweregrades behandeln).

Auf dieser Grundlage konnte die Generierung und Benennung einzelner Aussage- und Diskursbausteine erfolgen. Die Kategorisierung war insofern unabdingbar, als durch sie im Verlauf unmittelbare Aussagen gemacht werden konnten, in welchen Bereichen welches Maß an Eigenverantwortung kommuniziert wird. Durch die ergänzende Untersuchung von Originalzitaten wurden verallgemeinerbare Gehalte ausfindig gemacht und inhaltliche Äußerungen in Aussagen transformiert, um deren Sinngehalt freizulegen. Die beiden Tabellen separat für die *Brigitte* und die *Men's Health* stellten das Grundgerüst der Grobanalyse dar. Das ineinander verwurzelte Netz von argumentativen, rhetorischen und ikonographischen Strategien wurde hier im Hinblick auf den Gesamtkontext der einzelnen Artikel versucht zu entwirren und zu interpretieren. Die Zerlegung einzelner Diskursfragmente anhand der Untersuchung der Formationsregeln wurde für die Feinanalyse vorgesehen. Grundlegend ging es demnach grobanalytisch zunächst um die „Analyse des Zusammenspiels von Aussageproduktion, formaler Gestalt und inhaltlicher Strukturierung der Aussagen" (Keller 201: 83 f.).

<u>Allgemeine Phänomene und gesundheitliche Eigenverantwortung</u>

Situative Sinngehalte wurden im direkten Äußerungszusammenhang berücksichtigt und letztlich auf den allgemeinen Inhalt geschlossen, wie er als typisch in den untersuchten Artikeln auftrat. Insbesondere wurden argumentative Strategien untersucht, um die Sinnkonstruktionen in einem ersten Schritt freizulegen und in einem zweiten die Phänomene darzustellen, die grobanalytisch in Erscheinung traten. Konkret wurden hier das Auftreten und die Häufigkeit bestimmter inhaltlicher Kernpunkte und signifikante Auffälligkeiten herauspräpariert sowie das Maß an Eigenverantwortung, das in den unterschiedlichen Oberkategorien kommuniziert wird (vgl. Kapitel 5.1.1 Tabelle 1 und Kapitel 5.3.1, Tabelle 3).

<u>Die Konstruktion von Gesundheit</u>

Anhand der Grobanalyse *Brigitte* und Grobanalyse *Men's Health* (Anhang 1 und 2) wurden abgrenzbare Aussagepraktiken, gebündelt in Schlagworten, erfasst, die im Hinblick auf die Konstruktion von Gesundheit der einzelnen Artikel generiert wurden. Darüber hinaus wurden hierfür ergänzend die Originalartikel zur Ermittlung des aufkeimenden Charakters von Gesundheit analysiert. Sich wiederholende Inhalte und in eine Richtung tendierende, argumentative Häufungen wurden markiert sowie ihre formalen Beschaffenheiten erfasst. Dabei habe ich mich bewusst gegen eine vordefinierte Limitation und Kategorisierung der Schlagworte entschieden, um dem komplexen Gesundheitsbegriff mit seiner Mannigfaltigkeit ausreichend Raum zu geben. Zur Darstellung der Ergebnisse wurde jeweils für beide Zeitschriften eine tabellarische Übersicht erstellt, in der die Artikelnummer, die jeweilige Oberkategorie und der generierte Gesundheitsbegriff bzw. die Gesundheitsbegriffe für die jeweiligen Artikel erfasst wurden (vgl. Kapitel 5.1.2, Tabelle 2 und Kapitel 5.3.2, Tabelle 4).

4.3.2 Die Feinanalyse

Die Feinanalyse als tiefgreifender interpretativer Akt wurde nach der Orientierung an der maximalen Kontrastierung durchgeführt, was bedeutet, dass die sie auf möglichst kontrastreichen Einzelergebnissen der Grobanalyse basiert. Dieses Vorgehen ermöglicht es, das Gesamtspektrum des Diskurses innerhalb des Korpus zu erfassen und somit innerhalb des Diskurses seine heterogenen Bestandteile herauszuarbeiten (Keller 2011: 92 f.). Jene Heterogenität bezieht sich in dieser Arbeit auf das unterschiedliche Maß an Forderung nach gesundheitlicher Eigenverantwortung. Bedeutsam für die Rekonstruktion des Gesamtdiskurses war somit ein In-Beziehung-Setzen der Oberkategorie des Artikels und dem kommunizierten Maß an gesundheitlicher Eigenverantwortung, um letztlich zielführende Hinweise auf die Fragestellung zu erlangen, welche Anforderungen in welchem Bereich an die Individuen herangetragen werden. Die Artikelauswahl für die Feinanalyse erfolgte auf Basis der Ergebnisse der Grobanalyse. Hinsichtlich der Kommunikation gesundheitlicher Eigenverantwortung (↑↓=) wurden maximal kontrastierend sechs der 20 Artikel der *Brigitte* und fünf der 14 Berichte der *Men's Health* für die Feinanalyse ausgewählt. Selektiert wurden kontrastreiche Artikel aus unterschiedlichen Oberkategorien mit möglichst divergenten Eigenverantwortungsappellen. Das Ziel der Feinanalyse bestand darin, hinsichtlich der Eigenverantwortung die Sinnkonstruktionen anhand homogener bzw. heterogener Botschaften freizulegen und zu analysieren sowie die Strukturmuster, Regeln und Praktiken der Bedeutungserzeugung des Gesundheitsbegriffes zu untersuchen. Hierfür wurde sich eines Konzeptes von Foucault (1988: 48 ff.) bedient, der vier Grundmomente von Diskursen unterscheidet, die hinsichtlich ihrer Formationsregeln analysiert werden können (Keller 2011: 48 ff.). Ausführlich wurde auf das zugrunde liegende Frageschema dieses Ansatzes im Kapitel 3.2 der theoretischen Grundlagen eingegangen. Untersucht wurden in der Feinanalyse somit die Formation der Gegenstände des Diskurses und der Äußerungsmodalitäten sowie die Gestaltung der Begriffe und der angewandten Strategien in den Artikeln. Jenes methodische Grundgerüst der Untersuchung der Formationsregeln wurde zielführend auf die Beantwortung der Forschungsfragen angewandt. Bedeutsam für die Rekonstruktion des Gesamtdiskurses war es letztendlich in Anlehnung an Keller (2011: 113), aufbauend auf den Ergebnissen der Grobanalyse, die Resultate der Feinanalysen zu aggregieren und zu einem Erkenntnisbündel der einzelnen Diskursfragmente zusammenzuführen. In einem letzten Schritt wurden Gemeinsamkeiten und Unterschiede beider Medien herauspräpariert, um den Fluss der sozialen Wissensvorräte hinsichtlich der Einzelergebnisse aus dem gesamten Datenkorpus darzustellen. Im Diskussionsteil wurden die Ergebnisse der Datenanalyse mit dem im Kapitel 2 vermittelten Wissen und den geschilderten Positionen in Beziehung gesetzt, sofern und soweit dies für die verfolgten Fragestellungen erforderlich war (Keller 2011: 115).

5 Ergebnisse

Im folgenden Kapitel präsentiere ich die Ergebnisse der diskursanalytischen Arbeit zunächst separat für die Zeitschriften *Brigitte* und *Men's Health* anhand einer Grobanalyse aller Artikel und einer anschließenden Feinanalyse ausgewählter Berichte. Darauf folgt eine Zusammenführung der Zwischenergebnisse, die versucht Gemeinsamkeiten und Unterschiede beider Medien herauszupräparieren und den Fluss der sozialen Wissensvorräte, welcher sich aus den Einzelergebnissen speist, als Ganzes darzustellen. Der Fokus liegt folgend auf der direkten und indirekten Kommunikation gesundheitlicher Eigenverantwortung, den daraus resultierenden Anforderungen, die an die Individuen herangetragen werden und dem vermittelten Verständnis von Gesundheit.

5.1 Grobanalyse der *Brigitte*

Die Komplexität, die sich aus dem Zusammenspiel des Dialoges der gesundheitlichen Eigenverantwortung und der Konstruktion von Gesundheit ergibt, verlangt es, von einer starren Abarbeitung einzelner Phänomene abzuweichen und die Aussagen hinsichtlich des Gesamtkontextes zu begreifen. In der Grobanalyse sollen zunächst in 5.1.1 allgemeine Phänomene, die bei der Analyse der Artikel in Erscheinung traten, beschrieben und darüber hinaus die Kommunikation der gesundheitlichen Eigenverantwortung dargestellt werden. Das Kapitel 5.1.2 befasst sich mit abgrenzbaren Aussagepraktiken, gebündelt in Schlagworte, die im Hinblick auf die Konstruktion von Gesundheit der einzelnen Artikel untersucht wurden und deren Ursprünge explizit der Grobanalyse *Brigitte* (Anhang 1) zu entnehmen sind. Auf die Strukturmuster, Regeln und Praktiken der Bedeutungserzeugung des Gesundheitsbegriffes und die Formation der Gegenstände, Äußerungsmodalitäten und Strategien wird in der anschließenden Feinanalyse explizit eingegangen.

5.1.1 Allgemeine Phänomene und gesundheitliche Eigenverantwortung in der *Brigitte*

Wie in Kapitel 4 erläutert, wurden vier Oberkategorien gebildet, denen die Artikel thematisch zugeordnet worden sind. Unter die Kategorie „Ernährung" wurden vier der insgesamt 20 ausgewählten Artikel gefasst. Der Rubrik „Sport/ Bewegung" wurden vier Berichte zugeordnet und fünf Artikel fallen unter die Kategorie „Geschlecht". Die übrigen sieben Berichte sind thematisch sehr unterschiedlich und befassen sich mit konkreten Krankheitsbildern bzw. Symptomen unterschiedlichen Ursprungs, sodass sie der Gruppe „Sonstige" zugeteilt wurden. Die Oberkategorie „Ernährung" enthält vorrangig Artikel, die Auswirkungen bestimmter Verhaltensweisen auf das optische Erscheinungsbild, das heißt den Körper (insbesondere eine schlanke Figur) thematisieren. In jenen Artikeln zeichnet sich überwiegend die Tendenz einer starken Forderung und Förderung eigenverantwortlichen Verhaltens ab. Das heißt, wenn es um die Auswahl, den Konsum, die Zubereitung und letztendlich den Verzehr von Lebensmitteln geht, wird vorausgesetzt, dass die Individuen in der Lage sind, durch geeignete Maßnahmen ein ,gesundheitsförderliches' Ernährungsverhalten zu etablieren.

Die Kategorie „Sport/ Bewegung" enthält ebenfalls vier Artikel, die sich zum Teil mit konkreten Sportarten beschäftigen wie zum Beispiel Trail-Running (Joggen abseits der Wege) oder lediglich mit der Integration sportlicher Aktivität in den Alltag. Auch diese Artikel appellieren durchweg an das eigenverantwortliche Individuum, das sich durch Sport und Bewegung gesund halten kann, soll und will. *Können, Sollen* und *Wollen* werden an dieser Stelle bewusst genannt, um zu verdeutlichen, dass den Leserinnen der *Brigitte* alle Kompetenzen und die Bereitschaft zur Aktivität unterstellt werden:

- *Können*: „<u>Setz</u> deine Prioritäten <u>doch anders. Ich habe auch</u> zwei Kinder und einen Job, trotzdem schaffe ich es zweimal pro Woche ins Fitnessstudio und zweimal zum Laufen in den Wald" (*Brigitte*, 25, 2014: 161).
- *Sollen*: „Warum Sie jetzt den Weg verlassen <u>sollten</u>" (*Brigitte*, 08, 2014: 162)
- *Wollen*: „Sport ist für mich wie Zähneputzen: <u>ganz selbstverständlich</u> in meinem Wochenablauf integriert und keine Selbstkasteiung der Genussfeindlichkeit, sondern <u>Spaß und ein Bedürfnis</u>" (*Brigitte*, 25, 2014: 161).

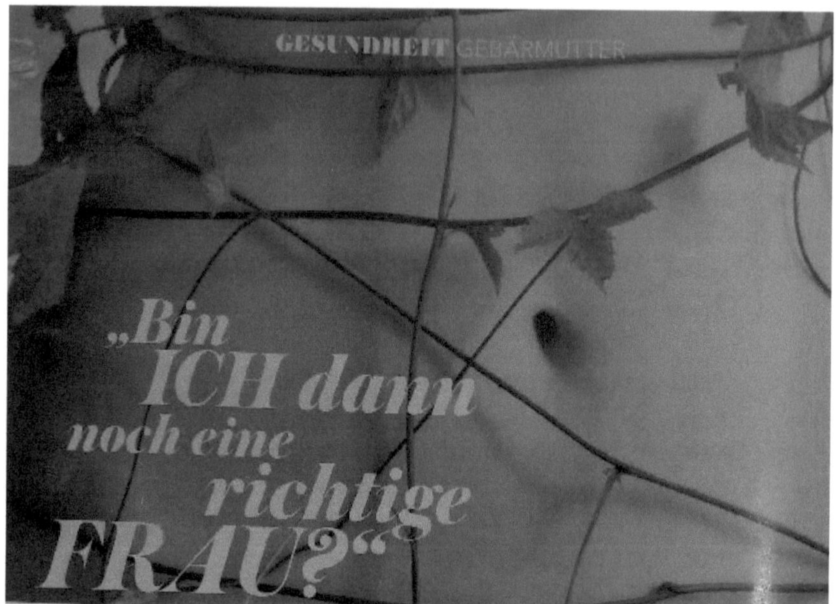

Abbildung 4: „Bin ich dann noch eine richtige Frau?", Quelle: Brigitte, 9, 2014:142

Die Oberkategorie „Geschlecht" war insgesamt bei fünf von 20 Artikeln aufzu-
finden. Ein Viertel aller Berichte beschäftigt sich demnach mit geschlechtsspezifischen Themen, welche sich vorrangig mit der femininen Physis und der Fertilität befassen. Dies wird beispielsweise anhand der gewählten ikonographischen
Mittel deutlich. Ein weiblicher Unterleib, der mit Pflanzen umwachsen ist symbolisiert Natürlichkeit, Fruchtbarkeit, Weiblichkeit und Gesundheit als Norm-
und Idealvorstellung einer gesunden Frau (Abbildung 4). In vier der fünf Berichte erkennt man erneut, dass von den Frauen Eigenverantwortung für die geschlechtsspezifische Gesundheit verlangt und angeraten wird:

- „Bewegen Sie sich!" (*Brigitte*, 06, 2014: 116)
- „Diese Hormone beeinflussen Ihren Stoffwechsel − Aber Sie sind ihnen nicht
  ausgeliefert, sondern können sie steuern" (ebd.:116)
- „Es ist auch sinnvoll, weniger Wurst, Backwaren und Chips zu essen, denn
  sie enthalten viele gesättigte Fettsäuren" (ebd.: 116)
- Eigenverantwortliche Entscheidung zu treffen in Bezug auf die Entfernung
  der Gebärmutter (*Brigitte*, 09, 2014: 142 ff.)
- Es steht außer Frage, dass die Frau Verantwortung dafür übernimmt, sich vor
  einer Schwangerschaft zu schützen (*Brigitte*, 22, 2014: 148 f.)

- „Teilweise seien diese [erhöhten Östrogenwerte] bedingt durch Stress und den Verzehr von Fertigprodukten aus Plastikverpackungen oder von hormonell bearbeiteten Lebensmitteln wie Fleisch aus Massenzucht" (*Brigitte*, 17, 2014: 141).

Lediglich ein Artikel der Kategorie „Geschlecht" weist ein ausgewogenes Verhältnis zwischen Forderung nach Eigenverantwortung und entlastenden Elementen auf. Dieser thematisiert die Hormonstörung PCOS (Polyzystische Ovarsyndrom), eine Hormonerkrankung, die eine Schwangerschaft aufgrund eines Überschusses an männlichen Hormonen behindert. Entlastend wird hier angemerkt, dass auch die nicht zu beeinflussende genetische Disposition eine Rolle bei der Prognose der Erkrankung spielt. Mahnend wird hingegen erwähnt: „Nimmt eine Schwangere stark zu, steigt das Risiko ihrer Tochter, später an PCOS zu erkranken" (*Brigitte*, 24, 2014: 152). Hinweisend für die Verantwortungsübernahme liest man weiterhin: „Drei von vier Betroffenen sind übergewichtig, die Diabetes-Gefahr ist erhöht" (ebd.: 152). Hier wird eine Veränderung des Lebensstils angeraten, um eine Gewichtsreduktion und eine Hormonbalance zu bewirken. Hinsichtlich der geschlechtsspezifischen Themen tritt eklatant zum Vorschein, dass in vier von fünf Berichten ein Gesundheitsbegriff konstruiert wird, der die Kontrolle der eigenen Verhaltensweisen in den Mittelpunkt rückt: Kontrolle über die Fruchtbarkeit durch Verhütungsmethoden (*Brigitte*, 22, 2014: 148 f.) oder durch Gebärmuttereingriffe (*Brigitte*, 09, 2014: 142 ff.) bzw. die Kontrolle über den Hormonhaushalt (*Brigitte*, 06, 2014: 116 f.) und diverse hormonell bedingte, körperliche Prozesse (*Brigitte*, 17, 2014: 140 f.). Der Artikel über PCOS hingegen vermittelt eher ein Gesundheitsverständnis, welches sich durch Fruchtbarkeit, Weiblichkeit und Attraktivität widerspiegelt. Dies geschieht, durch die Erwähnung des psychischen Leidensdrucks und der Depressionsneigung aufgrund von Infertilität. Umgekehrt wird hier aus der Defizit aufzeigenden Thematisierung der Unfruchtbarkeit (Äußerung) geschlussfolgert, dass Gesundheit demnach unabdingbar mit der Erfüllung der weiblichen Rolle als Mutter einhergeht und auch optische Aspekte der Weiblichkeit eine tragende Rolle für sie spielen (Aussage).

Die letzte Kategorie „Sonstige" beinhaltet sieben Artikel, welche keiner der drei vorangegangenen zuzuordnen sind. Es handelt sich um gemischte Inhalte gesundheitsbezogener Rubriken, die sich mit der Haut, Lärmbelastungen oder dem Immunsystem befassen. Darüber hinaus finden sich in dieser Kategorie auch Artikel über konkrete Krankheitsbilder und Beschwerdebilder wie beispielsweise Krebs, Gefäßerkrankungen oder auch weniger lebensbedrohlichen

Fersensporn. In dieser Kategorie sind divergente Ergebnisse zu beobachten. Geht es um konkrete Erkrankungen der Haut und des Immunsystems (zwei Artikel), zeigt sich die Befürwortung und Forderung eines eigenverantwortlichen Gesundheitsverhaltens im Sinne eines gesundheitsförderlichen Verhaltens. Das Immunsystem sei zum Beispiel durch gezielte Verhaltensweisen zu stärken, um schnell wieder fit und leistungsfähig zu sein und der Erkrankung aktiv gegenzusteuern (*Brigitte*, 20, 2014: 118 f.). Insbesondere der schnelle Genesungsprozess wird hier betont, um möglichst wenig Zeit zu verlieren; Zeit, die effektiv, produktiv und sinnvoll für die Arbeit oder sportliche Aktivitäten genutzt werden könne. Ausdauertraining (Joggen, Radfahren und Schwimmen) halbiere das Infektionsrisiko und verkürze, falls bereits erkrankt, die Leidenszeit (ebd.: 118 f.). Ein Gesundheitsbegriff, der der Leistungsfähigkeit einen hohen Stellenwert einräumt, kristallisiert sich heraus. Zwei von sieben „Sonstige-Artikel" werden somit hohe Eigenverantwortungsforderungen zugeschrieben. Bei eher harmloseren Belangen wie Fußbeschwerden, Lärmbelastungen und Erkältungskrankheiten (drei Artikel) zeigt sich die Forderung von Eigenverantwortung mäßig und ausgeglichen, indem auch immer wieder entlastende Elemente aufgeführt werden wie beispielsweise die infrastrukturelle Verantwortung der Stadtleitung, Verkehrsverbänden und der Bundesregierung, wenn es um das Vermeiden von Verkehrslärm geht (*Brigitte*, 14, 2014: 132). Das heißt hier werden auch die Verantwortlichkeiten des Umfeldes beachtet. Bei lebensbedrohlichen Erkrankungen wie Krebs oder schwerwiegenden Herz-Kreislauf-Krankheiten (zwei Artikel) finden sich kaum konkrete Forderungen nach Eigenverantwortung. Zwei Artikel, die den Gefäßschutz und das Mammographie-Screening[6] thematisieren, weisen lediglich Informationen auf, die losgelöst von jeglichen Schuldbegriffen sehr sensibel auf die Leserinnen abgestimmt sind. Dies gelingt zum Beispiel in einer empathischen Erzählweise in der Ich-Form oder durch Erfahrungsberichte (*Brigitte*, 26, 2014: 158 ff.). Es wird lediglich an die Frauen appelliert, sich zu informieren, wodurch vielmehr eine Forderung nach Achtsamkeit und Interesse abverlangt wird, als nach Eigenverantwortung.

---

[6] Dieser Artikel wurde bewusst nicht der Kategorie Geschlecht zugeordnet, da er zwar ein geschlechtsspezifisches Thema behandelt, jedoch vielmehr auf die Krebserkrankung fokussiert, als auf geschlechtsspezifische Aspekte einzugehen.

Tabelle 1: Eigenverantwortung je Kategorie Brigitte

Gesamt (20 Artikel)	Ernährung (4)	Sport/ Bewegung (4)	Geschlecht (5)	Sonstige (7)
Eigenverantwortung				
↑	4	4	4	2
=	-	-	1	3
↓	-	-	-	2

Bezüglich der divergenten Kommunikation gesundheitlicher Eigenverantwortung zeigt Tabelle 1 das Maß an Eigenverantwortung, welches in den Artikeln der jeweiligen Kategorie zu beobachten ist (↑ = hoch, = =ausgeglichen, ↓ = gering). Es zeigt sich, dass insbesondere in Bezug auf die Ernährungsgewohnheiten und das Körpergewicht (das heißt die Kategorien „Ernährung" und „Sport/ Bewegung") sowie ernährungsbedingte Beschwerden und Krankheitsbilder, an eine eigenverantwortliche, kontrollierte und disziplinierte Lebensweise appelliert wird. In allen acht Artikeln dieser beiden Kategorien werden diesbezüglich Anforderungen an die Individuen herangetragen. Konkret gestalten sich diese unter anderem in:

- einer geänderten Prioritätensetzung der Verpflichtungen (*Brigitte*, 25, 2014: 158 ff.)
- der Annahme neuer Herausforderungen (im Sinne einer persönlichen Neuentdeckung): „Wer immer nur tut, was er schon kann, bleibt immer der, der er schon ist." (Zitat von Henry Ford zit. n. *Brigitte*, 08, 2014: 165)
- einer selbstverständlichen Selbstfürsorge zur Sicherung der Leistungsfähigkeit (*Brigitte*, 24, 2014: 148 ff.; *Brigitte*, 20, 2014: 118 f.)
- dem Überdenken und Optimieren des allgemeinen Lebensstils (*Brigitte*, 24, 2014: 152 ff.).

Die direkte Forderung nach einer ausgewogenen Kost, reichlich Sport und Bewegung sowie ausreichend Schlaf keimen in nahezu jedem Artikel auf, was weder sonderlich überrascht, noch von besonderem Interesse für die diskursanalytische Arbeit erscheint. Demnach sei an dieser Stelle lediglich auf deren sich stetige Wiederholung verwiesen. Hinsichtlich harmloserer Beschwerden und Krankheitsbilder (Fersensporn, Hormonstörungen und Erkältung) gleichen sich Forderungen und legitime Abgabe von eigenverantwortlichen Verhaltensweisen in den Ratschlägen und Botschaften weitestgehend aus. Geht es um lebensbedrohliche Krankheiten (Krebs und Gefäßerkrankungen) wird weniger an die Eigenverantwortung appelliert und insbesondere Distanz zum Schuldbegriff geschaffen respektive eher Achtsamkeit statt Eigenverantwortung angeraten.

In der Zusammenschau der Grobanalyse sind im Hinblick auf die aufzuspürenden Anforderungen, welche an die Individuen herangetragen werden, diverse Auffälligkeiten zu beobachten (vgl. Anhang 1: Grobanalyse *Brigitte*). An dieser Stelle wird auf die signifikantesten Ergebnisse eingegangen, deren Auswahl im Bezug auf die Fragestellungen dieser Arbeit begründet liegt. Es handelt sich um Inhalte, welche sich argumentativ, rhetorisch und ikonographisch, das heißt diskursstrategisch durchaus divergent herleiten, jedoch inhaltlich einen gemeinsamen Nenner aufweisen, der unter Berücksichtigung der jeweiligen Zusammenhänge aus den einzelnen Satzgefügen und den visuellen Darstellungen der Artikel ermittelt wurde.

So ist festzustellen, dass verhältnismäßig häufig „Ich" geschrieben wird bzw. was kann ein Individuum *für sich allein*, unabhängig und eigenverantwortlich unternehmen, um Krankheiten vorzubeugen, gesund zu bleiben bzw. es zu werden. Ein häufig erwähntes Wort in diesem Zusammenhang lautet „gegensteuern". Die Nennung des Personalpronomens „Ich" bewirkt, dass sich die Leserin in die geschilderte Situation hineinversetzt und letztlich mit ihr identifizieren kann. Es wird die Botschaft vermittelt, dass *Ich* etwas muss, *Ich* etwas will, *Ich* etwas brauche, *Ich* etwas kann und somit auch *Ich* letztlich dafür (eigen-) verantwortlich bin, für all dies Sorge zu tragen: „Wenn <u>ich</u> etwas will, es aber nicht vertrage, sehe <u>ich</u> mich der zentralen Frage ausgesetzt: Entspricht das, was <u>ich</u> im Leben will, wirklich dem, was <u>ich</u> brauche?" (*Brigitte*, 07, 2015: 136). Hieraus geht hervor, dass Individualität stärker gewichtet wird als Gruppenstärke und somit keine „Energie des Plurals" gefördert wird (vgl. hierzu Bröckling, 2007). Die Familie, Freunde und der Partner werden hinsichtlich der Verantwortungsübernahme in keinem der Artikel nennenswert integriert. Das bedeutet, inwieweit diese sozialen Komponenten unterstützend oder hinderlich hinsichtlich der Eigenverantwortungskompetenz wirken, wird außer Acht gelassen. Weiterhin sind zumeist verhaltensbezogene Ratschläge, Tipps und Informationen aufgeführt. Mit Ausnahme des Artikels zur Lärmbelastung (*Brigitte*, 14, 2014) werden kaum Aspekte der Verhältnisebene beachtet; ebenso wenig wie die Umsetzung der angeratenen Verhaltensmaßnahmen unter Berücksichtigung sozialer Ressourcen. Das bedeutet, die Frage: „Wer kann was aufgrund verschiedener Verhältnisse, der infrastrukturellen Umgebung und sozialer Beziehungen tun bzw. unterlassen in Bezug auf den Gesundheitsschutz?" weicht einem unterstellten Ressourcenpool an finanziellen Mitteln, stabilen, sozialen Netzwerken und psychischen Stabilitätsankern. Das heißt Eigenverantwortung und die dazugehörige Kompetenz werden weitestgehend unterstellt. Es wird davon ausgegangen, dass die Individuen zwar eventuell noch Informationsbedarf aufweisen, jedoch auch, dass sie das in den Artikeln vermittelte Wissen (dessen Wahrheitsgehalt, Sinnhaftigkeit und Evidenz zunächst dahingestellt sei) als relevant erachten, korrekt einordnen und umsetzen können.

5.1.2 Die Konstruktion von Gesundheit der *Brigitte*

Hinsichtlich des Gesundheitsbegriffes, der durch den Diskurs der Eigenverantwortung konstituiert wird, wurde sich, wie in Kapitel 4 beschrieben, bewusst gegen eine kategorische Suche nach Schlagworten entschieden, sondern jedem Artikel separat eine bzw. mehrere bezeichnende Schlagworte zugeschrieben, die den Gesundheitsbegriff im jeweiligen Text charakterisieren. Die Schlagworte, die in den untersuchten Artikeln der *Brigitte* als Ausdruck für Gesundheit stehen, sind somit sehr vielfältig und deren argumentativen, rhetorischen und ikonographischen Ursprünge dem Anhang 1 (Grobanalyse *Brigitte*) zu entnehmen.

Eine Kurzübersicht der Schlagworte für den Gesundheitsbegriff mit dazugehöriger Oberkategorie zeigt die Tabelle 2. Hier werden zwei Phänomene ersichtlich:
1. am häufigsten treten die Schlagworte „Optik" (5x) und „Kontrolle" (5x) auf
2. die Artikel der Oberkategorie „Geschlecht" konstruieren auffällig häufig einen Gesundheitsbegriff, der durch Kontrolle charakterisiert ist (in 4 von 5 Artikeln dieser Kategorie).

Tabelle 2: Konstituierte Gesundheitsbegriffe Brigitte

Artikelnummer	Oberkategorie	Gesundheitsbegriff
1	Ernährung	Optik
2	Sport/ Bewegung	Optik, gute Stimmung
3	Sonstige	Achtsamkeit
4	Geschlecht	Kontrolle
5	Sport/ Bewegung	Offenheit
6	Geschlecht	Kontrolle
7	Sonstige	Schmerzfreiheit

Artikelnummer	Oberkategorie	Gesundheitsbegriff
8	Sonstige	Ruhe und Wohlbefinden
9	Geschlecht	Optik, Disziplin, Kontrolle
10	Sonstige	Optik
11	Sonstige	Leistungsfähigkeit
12	Ernährung	Aufklärung, Wissen
13	Geschlecht	Kontrolle
14	Ernährung	Kontrolle, Natürlichkeit, Regelbefolgung
15	Sport/ Bewegung	Aktivität
16	Geschlecht	Fruchtbarkeit, Weiblichkeit, Optik
17	Sport/ Bewegung	Optik
18	Sonstige	Leistungsfähigkeit
19	Sonstige	Karzinomfreiheit
20	Ernährung	Achtsamkeit

5.2 Feinanalyse *Brigitte*

Für die Feinanalyse wurde sich für die Methode der stärksten Kontrastierung entschieden (vgl. Kapitel 4.3.2). Wie in der Grobanalyse ersichtlich wurde, zeigt sich eine divergente Kommunikation von gesundheitlicher Eigenverantwortung in Abhängigkeit von der betreffenden Thematik. Auf dieser Erkenntnis fußt das folgende Kapitel. Einerseits geht es feinanalytisch darum, genauer zu untersuchen, wie argumentativ, rhetorisch und bildlich vorgegangen wird, um hinsichtlich bestimmter Themen mehr oder weniger an die Eigenverantwortung zu appellieren. Darüber hinaus wird analysiert, was für ein Verständnis von Gesundheit sich herauskristallisiert. Beide Erkenntnisse sollen im späteren Verlauf in Beziehung zueinander gesetzt werden. Foucault (1988: 48 ff.) unterscheidet vier Grundmomente von Diskursen, welche man im Hinblick auf ihre Formationsregeln analysieren kann (Formation der Gegenstände, Äußerungsmodalitäten, Begriffe und Strategien). Wie in Kapitel 4.3.2 geschildert, stellt dieses Fragengerüst der diskursiven Grundmomente die Basis der Feinanalyse dar.

Für die Feinanalyse wurden insgesamt sechs Artikel aus den Oberkategorien „Ernährung", „Sport/ Bewegung" und „Sonstige" untersucht. Thematisch handelt es sich um die Themen Hautgesundheit („Gesund ist das neue sexy", *Brigitte*, 18, 2014: 85 f.), Clean Eating („Ich bin dann mal clean", *Brigitte*, 23, 2014: 150 f.), Bewegung im Berufsalltag („Bewegung und Job sind das neue Team", *Brigitte*, 24, 2014: 148 ff.), Schlank und glücklich („Macht schlank sein glücklich?", *Brigitte*, 25, 2014: 158 ff.), Erkältung („Und schon wieder verschnupft", *Brigitte*, 25, 2014: 162 ff.) und Mammographie-Screening („Wir haben da was entdeckt...", *Brigitte*, 26, 2014: 158 ff.).

In dem Artikel der Oberkategorie „Sonstige", der sich mit der Hautgesundheit beschäftigt, zeigt sich bereits durch die Wahl des Titels, dass Optik und Gesundheit hier nahe beieinander liegen („Gesund ist das neue sexy"). Als legitime Sprecherin tritt hinsichtlich der Formation der Äußerungsmodalitäten eine *Brigitte*-Autorin auf, deren Ausführungen durch Interviewauszüge von Wissenschaftlerinnen und Wissenschaftlern einer Zentraldrogerie in Tokio gestützt werden. Bezüglich der Formation der Gegenstände, das heißt nach welchen Regeln die Gegenstände des Diskurses gebildet werden, fällt auf, dass die optische Widerspiegelung eines guten Gesundheitszustandes als Aushängeschild betrachtet wird und unabdingbar sei, um im Leben voranzukommen und von der Gesellschaft als leistungsfähig und attraktiv erachtet zu werden. Dabei wird sich auf die wissenschaftliche Disziplin der Dermatologie gestützt, indem im Hinblick auf die Formation der Begriffe bzw. der Verbindung unterschiedlicher Textelemente eine inhaltliche Verknüpfung von Immunsystem (Gesundheit) und Hauterscheinung (Optik) etabliert wird: „Gesundheit und Schönheit gehören für uns zusammen" (*Brigitte*, 18, 2014: 85). Hinsichtlich des Einsatzes rhetorischer Mittel muss die Assoziation des „Aushängeschildes" mit der Haut erwähnt werden. Auf der Titelseite wird einführend angebracht: „Die Haut ist unser Aushängeschild: geht es ihr gut, wirken wir vital und frisch" (*Brigitte*, 18, 2014: 85). Die Redewendung "als Aushängeschild für etwas dienen" bedeutet „für etwas Werbung machen; als Lockmittel dienen" (Udem, 2015a). Demzufolge soll die Haut Werbung machen und als Lockmittel dienen; ein Lockmittel, das sein Gegenüber anlockt und davon überzeugen will, dass sich hinter der Gestalt Gesundheit und Stärke (in Form eines starken Immunsystems) verbergen. Der Titel „Gesund ist das neue sexy" bestätigt diesen Trend; gesund zu sein, sei demnach attraktiv und erstrebenswert. Der Blick auf die Formation der argumentativen Strategien zeigt, dass im Themenfeld der Hautgesundheit von den Individuen ein hohes Maß eigenverantwortlichen Gesundheitsverhaltens abverlangt wird:

„Selbst wenn es mehr und mehr Möglichkeiten gibt, sie [die Haut] von außen zu unterstützen: <u>Entscheidend ist ein gesunder Lebensstil</u>. Nikotin, zu wenig Schlaf, zu viel Alkohol – all das wirkt sich negativ auf die empfindliche Fettschicht der Haut aus, schwächt ihre Leistungsfähigkeit [sogar bezüglich der Haut wird von Leistungsfähigkeit gesprochen, d. Verf.], sodass sie sich gegen Alter und Umweltstress nicht mehr optimal wehren kann" (*Brigitte*, 18, 2014: 86). Entscheidend sei somit ein gesunder Lebensstil. Es erklingt ein Appell, gesund zu leben, für ein attraktives „Aushängeschild", sodass sich das konstruierte Gesundheitsbild hier vorwiegend durch optische Merkmale auszeichnet.

Auch in den beiden für die Feinanalyse ausgewählten Artikeln der Oberkategorie „Sport/ Bewegung" erreichen die Eigenverantwortlichkeitsanforderungen ein hohes Maß. Wohingegen der erste Artikel („Bewegung und Job sind das neue Team", *Brigitte*, 24, 2014: 148 ff.), berufliche Aspekte thematisiert, fokussiert der zweite („Macht schlank sein glücklich?", *Brigitte*, 25, 2014: 158 ff.) auf persönliche Gesichtspunkte. Der erste Bericht transportiert die Botschaft, dass Bewegungseinheiten zum Beispiel durch flexible Angebote in den Pausen und der Bereitstellung von Duschmöglichkeiten fest in den Berufsalltag integriert werden sollten. Regelhaft fußt der Artikel auf der obligatorischen Gesundheitsförderlichkeit, ausgehend von jeglicher Art von Bewegung. Die Subjektposition, von der aus die Äußerungen getätigt werden, weist einen gesundheitspolitischen Schwerpunkt auf. Es handelt sich hier um ein Interview mit einer 37-jährigen Politologin, die an einem Zunkunftsinstitut in München arbeitet. Der institutionelle Ort, von dem aus gesprochen wird und anhand welchem man die vermittelten Informationen bewertet, präsentiert sich zukunftsweisend und fortschrittlich. Die Subjektposition gestaltet sich als modern, neuartig und innovativ. Ihr wird ein entsprechender Status zugewiesen und sie wird indirekt positiv dargestellt.

Im Hinblick auf die Formation der Begriffe wird Gesundheit stark mit Leistungsfähigkeit und ökonomischen Aspekten verknüpft. Für mehr Effektivität solle den Mitarbeitern mehr Verantwortung zugesprochen werden: „Es geht darum, ihnen [den Mitarbeitern] mehr Verantwortung zu übertragen, wann sie Pausen brauchen und wann sie gut arbeiten können. Das hat viele Vorteile für die Unternehmen: Die Mitarbeiter sind gesünder und kreativer (…)" (*Brigitte*, 24, 2014: 149). Jene eingeräumten Autonomiespielräume wirken strategisch höchst effektiv, worauf im folgenden Kapitel bezugnehmend auf Bröckling (2007) näher eingegangen wird.

Betrachtet man den Aufbau der Argumente und die Aussagen im Satzgefüge, taucht die Begrifflichkeit ‚Eigenverantwortung' hier direkt eher selten auf.

Vielmehr werden Umschreibungen genutzt, deren Intention jedoch noch weiter geht:

Jene Äußerung impliziert, dass sich die Individuen mehr bewegen werden, weil dies im Sinne von Selbstfürsorge „hoch angesehen" ist und nicht, weil es der Gesundheit geschweige denn dem Wohlbefinden dienlich ist. Der Artikel versucht hinsichtlich der Außenbezüge die Themen Bewegung, Beruf, Gesundheit und finanzielle Aspekte zu vereinbaren, sodass eine Diskursverschränkung in gesundheitsökonomische Themenfelder zu beobachten ist: „Und auch die Politik und die Gesellschaft werden neue Lösungen verlangen, um den volkswirtschaftlichen Folgekosten mangelnder Bewegung entgegenzuwirken" (*Brigitte*, 24, 2014: 150). Der Appell, eigenverantwortlich für ein ausreichendes Maß an Bewegung am Arbeitsplatz zu sorgen, kommt folglich nicht (allein) dem Individuum zugute, sondern stellt auch einen Versuch der Erhaltung respektive des Ausbaues der beruflichen Leistungsfähigkeit dar. „Gesundheitspolitisch ist es eine Notwendigkeit, sich mehr zu bewegen. Das ist ein diktatorischer Ansatz, klar. Auch die Bedürfnisse ändern sich aber" (*Brigitte*, 24, 2014: 149). Durch das bewusste Aufgreifen des kontroversen Adjektivs „diktatorisch" wird versucht dessen Intention zu legitimieren und zu relativieren, was jedoch keineswegs die Ungeschliffenheit jener Äußerung zu nehmen vermag. Die Anforderungen, die hier an die Individuen gestellt werden, kommen somit in erster Linie dem Arbeitsmarkt zugute und es kristallisiert sich ein Gesundheitsbegriff heraus, der körperliche Aktivität in jeglicher Form in das Zentrum rückt.

Auch im zweiten Bericht der Kategorie „Sport/ Bewegung" „Macht Schlanksein glücklich?" (*Brigitte*, 25, 2014: 158 ff.) wird ein eigenverantwortliches Gesundheitsverhalten verlangt. Bezüglich der Formation der Gegenstände wird vorausgesetzt, dass ein schlanker, muskulöser Körper ein erstrebenswertes und für jedermann erreichbares Ziel sei. Die Gegenstände werden hier auf Basis der Grundannahme definiert, dass man es durchaus selbst in der Hand habe, für einen schlanken und muskulösen Körper zu sorgen. Der Gesundheitsbegriff tritt nur indirekt auf. Er verbirgt sich hinter dem Wohlbefinden und der Zufriedenheit mit dem eigenen Körper. Der Artikel kombiniert ernährungs- und sportwissenschaftliche Disziplinen und weist ein personelles Klassifikationssystem von ehrgeizigen, disziplinierten Personen, die auf sich achten und genussfreudigen „Sportmuffeln", denen es nicht gelingt ihre Prioritäten richtig zu setzen, auf. Geäußert wird in diesem Zusammenhang Unverständnis gegenüber der Ausrede, keine Zeit für Sport zu haben:

> „Mich nerven Freunde und Kollegen, die mir vorjammern, dass sie keine Zeit haben, so oft Sport zu treiben wie ich, und im gleichen Atemzug sagen, dass ihre Waage wieder ein paar Kilo mehr anzeigt. Ich denke dann: Setz deine Prioritäten doch anders. Ich habe auch zwei Kinder und einen Job, trotzdem schaffe ich es zweimal pro Woche ins Fitnessstudio und zweimal zum Laufen in den Wald." (Brigitte, 25, 2014: 161)

Dieser Äußerung ist die Aussage zu entnehmen, dass man sich nicht beklagen solle, sondern den Sport diszipliniert und kontrolliert in seinen Alltag integrieren könne. Anderenfalls solle man sich nicht beklagen, wenn man zu viel auf die Waage bringe. Die legitime Sprecherin ist hier eine *Brigitte*-Mitarbeiterin, die einen Erfahrungsbericht abgibt (Ich-Form). Es handelt sich um eine sehr subjektive und authentische Berichterstattung, wodurch erreicht wird, dass sich die Leserin angesprochen fühlt. Aufgeführt werden dabei fragwürdige Verallgemeinerungen im Rahmen eines Zitates einer Freundin, das sie anbringt: „Ich glaube keiner Frau, dass sie sich wirklich wohl fühlt, wenn sie dick ist. Das redet man sich ein" (ebd.: 160). In diesem Fall ist auf den binären Reduktionismus des Artikels zu verweisen, das heißt die „Zuschreibung eines vollkommen guten oder vollkommen schlechten Zustandes zwischen reinen Plus-und Minus- Urteilen hin- und herbewegend (...)" (Zimmermann & Jäger 2010: 32). Die Erwähnung eines durchschnittlichen Körpers und der mehr oder minder dazugehörigen Zufriedenheit damit, werden vollends außer Acht gelassen, sodass lediglich ‚dick' und ‚schlank' thematisiert werden. Hinsichtlich der Formation der Begriffe wird es in dem Aufbau der Argumentation zunächst jedem zugestanden, unsportlich zu sein und keine perfekte Figur zu haben: „Vielleicht bedeutet es [den Körper in Form zu halten] ihnen einfach <u>nicht genug</u>. Und das ist auch vollkommen okay, sofern man es sich ehrlich eingesteht" (*Brigitte*, 25, 2014: 161). Paradox erscheint hierbei jedoch die Formulierung „nicht genug", denn diese impliziert, dass etwas fehlt. Der Äußerung „nicht genug" kann die Aussage „da ist ein Defizit, da fehlt es den Leuten" entnommen werden, denn wenn es ihnen genug bedeuten würde (im Sinne von ausreichend), dann würden sie sich für eine Fitnessstudiomitgliedschaft bzw. den Waldlauf entscheiden und ihren Körper trimmen. Die zitierte Äußerung entwürdigt die Perspektive der ‚Sportmuffel‘ und ‚Genießer‘, sodass die Aussage resultiert: „Ihr habt ein Defizit!“. Die Formation der Strategien erscheint ebenso fragwürdig. Die Themen und Theorien des Artikels beschäftigen sich mit Schlanksein, Bewegung, Sportlichkeit und Gewicht, im welchem Zusammenhang angemerkt wird: „Und ja ich sage jetzt mal so offen, auch wenn es politisch nicht korrekt und oberflächlich ist: dass Schlanksein glücklich macht?“ (*Brigitte*, 25, 2014 2014: 160). Der Gesundheitsbegriff ist hier eng mit dem optischen Erscheinungsbild verwoben, da sämtliche Ratschläge das gleiche Ziel eines schlanken Körpers verfolgen.

Der feinanalysierte Bericht „Ich bin dann mal clean“ (*Brigitte*, 23, 2014: 150 f.) der Oberkategorie „Ernährung“ thematisiert eine natürliche, vollwertige, unverarbeitete Kost. Die Sprecherin, eine *Brigitte*-Autorin, äußert sich authentisch und umgangssprachlich auf menschlicher Ebene und wenig wissenschaftlich fundiert, um die Leserin persönlich und niederschwellig zu erreichen. Die Subjektposition der Autorin ist durch direkte Betroffenheit charakterisiert. Hinsichtlich der Formation der Gegenstände muss auf eine Informationsbox am Artikelrand verwiesen werden. Diese klärt über <u>Regeln</u> des „Clean Eating“ (Frühstück, Kochsalzkonsum, Obst und Gemüse, Zusatzstoffe, Fette, Wasserzufuhr und Fertiggerichte) auf. Bei Regeln handelt es sich um „aus bestimmten Gesetzmäßigkeiten abgeleitete, aus Erfahrungen und Erkenntnissen gewonnene, in Übereinkunft festgelegte, für einen jeweiligen Bereich als verbindlich geltende Richtlinie; [in bestimmter Form schriftlich fixierte] Norm, Vorschrift“ (Duden, 2015). Sie werden häufig extern vorgeschrieben und im Sinne verschiedener Anpassungsprozesse befolgt. Hier geht es um eine freiwillige Regelbefolgung, die ausschließlich geschieht, um dem eigenen Körper auf eigenverantwortliche Weise das Bestmögliche zuzuführen. Die Regelbefolgung spielt in diesem Artikel eine übergeordnete Rolle. So wird bezüglich der Formation der Strategien im Hinblick auf die Themen Reinheit, Ernährung, Natürlichkeit und Gesundheit angeführt: „Unbekannte Zutaten sind tabu (…)“; „ Als <u>Faustregel</u> gilt (…)“ (*Brigitte*, 23, 2014: 105), „(…) viele dieser <u>Regeln</u>“, „Die wichtigsten <u>Regeln</u>“ (ebd.: 151). Es werden hier diverse Klassifikationsmuster bezüglich der Lebensmittel erkennbar: natürlich und unnatürlich, ver- bzw. bearbeitet und in dem Sinne gesund bzw. ungesund und demnach erlaubt und verboten. Die Formation der Begriffe wird hier weniger durch rhetorische als ikonographische Mittel bedingt. Als Paradebeispiel für eine vorbildliche Ernährung wird das Bild einer jungen Frau dargestellt, die Gemüse schneidet (*Brigitte*, 23, 2014: 150). Es symbolisiert: „ich bereite mein Essen selbst zu“, was impliziert, dass man hierfür Zeit und das Wissen über die Inhaltsstoffe bestimmter Nahrungsmittel besitzt und dass man für das Thema gesunder Kost sensibilisiert wurde. Folglich werden ein spezifisches Vorwissen und allerlei Kompetenzen unterstellt. „Clean Eating" bedeute „außerdem viel selbst zu kochen, denn nur, wenn man selbst kocht, weiß man, was wirklich drin ist" (ebd.: 150). Aus dem letzten Zitat geht erneut der Eigenverantwortlichkeitsgedanke, begleitet von einem gewissen Maß an Kontrolle, hervor. Die Autorin relativiert jedoch auch den Clean Eating-Hype, indem sie anbringt, man könne auch mal „über die Stränge schlagen" (ebd.: 151). Jedoch bereits die Formulierung „über die Stränge schlagen" steht redensartlich dafür zu übertreiben, übermütig zu werden, sich etwas anzumaßen oder herauszunehmen (Udem, 2015b). Jene Äußerung kann in die Aussage transformiert werden, dass man durch ein Genusserlebnis etwas Unerlaubtes tut, seiner Gesundheit schadet und nicht im gewünschten Sinne (vgl. Bild der jungen Frau, die Gemüse schneidet) eigenverantwortlich und angemessen handelt. Neben hohen Anforderungen an ein eigenverantwortliches Gesundheitsverhalten geht aus diesem Artikel ein Gesundheitsbegriff hervor, der sich an Kontrolle, Natürlichkeit und Regelbefolgung orientiert.

Gemäßigte Ansprüche bezüglich der gesundheitlichen Eigenverantwortung konnten in dem Artikel „Und schon wieder verschnupft" (*Brigitte*, 25, 2014: 162 ff.) der Oberkategorie „Sonstige" herausgearbeitet werden. Bereits in der Grobanalyse (5.1.1) wurde aufgezeigt, dass dieser Bericht stark auf die Erkrankungsdauer fokussiert, die es zu verkürzen gilt, mit dem Ziel, schnell wieder Leistung erbringen zu können: „In die Länge zieht sich eine Erkältung (…)" (ebd.: 163), „Durch das Nichtbehandeln steigt das Risiko für Chronifizierung, Beschwerden bleiben länger (ebd.: 164), „(…) die Dauer der Erkältung zumindest bei denjenigen um durchschnittlich zweieinhalb Tage verkürzt (…)" (ebd., S. 164), „Rauchen (…) kann die Heilung in die Länge ziehen" (ebd.: 165), „Und wenn eine Erkältung bei mir immer länger dauert oder gar nicht mehr endet?" (ebd.: 165). Einerseits sollen verhaltensbedingte Faktoren nach Möglichkeit optimiert werden, sodass gewissenhaft, eigenverantwortlich und den Schutz des Immunsystems im Blick, eine Erkältung abgewehrt wird. Andererseits bringt der legitime Sprecher, der hier als HNO-Arzt anhand eines Interviews zu Wort kommt, auch entlastende Aspekte hervor. Er erwähnt hinsichtlich der Erkältungsgefahr auch anatomische Gegebenheiten wie eine schiefe Nasenscheidewand, Allergien und Reflux von Magensäure (ebd.: 163). Somit werden Ursachen diskutiert, welche nicht im eigenmächtigen Verantwortungsbereich des Individuums liegen. Die medizinische Position des Sprechers, dem aufgrund seines Berufsstatus' heraus hohe Glaubwürdigkeit seitens der Leserinnen beigemessen wird, vermag es durch die ihm zugesprochene Deutungshoheit sehr eingängig Wahrheit zu produzieren. Die von ihm prozessierten Deutungszusammenhänge (Erkältung unabhängig von eigenverantwortlichen Bemühungen) bringen somit insbesondere berufsstatusbedingt eine Wirklichkeit hervor, in der Erkältungssymptome nicht zwangsläufig auf verantwortungslosem Gesundheitsverhalten beruhen.

Wohingegen der zuvor untersuchte Artikel eine Balance zwischen fordernden und entlastenden Aspekten aufweist, liefert der Artikel „Wir haben da was entdeckt…" (*Brigitte*, 26, 2014: 158 ff.) der Oberkategorie „Sonstige", der das Mammographie-Screening thematisiert, überwiegend entlastende Aussagen. Es handelt sich um einen Erfahrungsbericht einer *Brigitte*-Mitarbeiterin. Die legitime Sprecherin ist somit keine professionelle Autorin, sondern eine redaktionelle Mitarbeiterin der Zeitschrift, sodass der Bericht sehr authentisch und alltagsnah formuliert wurde. Ihre Gedanken: „Ich war davon überzeugt, schluderig und verantwortungslos mit meiner Gesundheit umzugehen, wenn ich ihr [der Einladung zur Mammografie] nicht folgte" (ebd.: 158), werden losgelöst vom Schuldbegriff umgemünzt in das Recht auf Entscheidungsfreiheit bezüglich der Brustkrebsuntersuchung. Durch die persönlichen Schilderungen kann sich die Leserin mit der Situation identifizieren und ihr werden auch die Nachteile des Screenings kundgetan. Darüber hinaus erfolgt eine kritische Aufklärung über die Maßnahme: „Die meisten Frauen überschätzen den Nutzen des Screenings. Manche glauben sogar, es könne Krebs verhindern" (ebd.: 160). Konkrete Verhaltensvorschriften wie in den anderen Kategorien („Ernährung", „Sport/ Bewegung") weichen in diesem Artikel empathischen Informationsabsätzen, die jedoch auch Fragen offen lassen: „Ein Fazit für oder gegen das Screening kann ich auch nach der Recherche nicht wirklich ziehen. Ob ich selbst noch einmal hingehe, weiß ich nicht" (ebd.: 161). Bezüglich der Formation der Gegenstände wird die Brustkrebserkrankung als Inbegriff von Krankheit dargestellt, sodass das konstituierte Gesundheitsbild in erster Linie durch Karzinomfreiheit geprägt ist. Im Hinblick auf den Aufbau der Argumentationen und die Aussagen im Gefüge des Eigenverantwortungsdiskurses wird entlastend angeraten: „Lass dir Zeit. Such dir zusammen, was du an Informationen bekommen kannst (…). Und wie deine Entscheidung am Schluss auch immer ausfällt, ein schlechtes Gewissen musst du nicht haben. Auch nicht, wenn du nicht hingehst" (ebd.: 161). Das bedeutet, es erfolgt eine Loslösung vom Schuldbegriff, unabhängig davon, wie man sich verhält. Die Eigenverantwortlichkeit beschränkt sich auf die Informationspflicht, alles Weitere sei jedoch frei zu entscheiden und dabei jede Wahl legitim. Das Hinzuziehen eines Arztes, der einen Teil der Verantwortung übertragen bekommt, wird ergänzend erwähnt.

5.3. Grobanalyse *Men's Health*

Der Aufbau der Grobanalyse der *Men's Health* gleicht dem der *Brigitte*, sodass in 5.3.1 allgemeine Phänomene beschrieben werden, ergänzt durch den Äußerungen entnommenen Aussagen zur gesundheitlichen Eigenverantwortung. In Kapitel 5.3.2 wird eine Übersicht gegeben, welches Bild von Gesundheit die einzelnen Artikel der *Men's Health* konstruieren, indem jeder Bericht anhand seiner stabilisierten, gemeinsamen Strukturmuster auf seine Charakterisierung von Gesundheit untersucht wurde.

5.3.1 Allgemeine Phänomene und gesundheitliche Eigenverantwortung in der *Men's Health*

Parallel zur Grobanalyse der *Brigitte* wurden bei der *Men's Health* dieselben vier Oberkategorien gebildet („Ernährung", „Sport/ Bewegung", „Geschlecht" und „Sonstige") (Anhang 2: Grobanalyse *Men's Health*). Insgesamt wurden 14 Artikel analysiert, von denen vier der Oberkategorie „Ernährung" zugeordnet wurden und zwei explizit das Thema „Sport/ Bewegung" aufgreifen. Geschlechtsspezifische Inhalte traten in den gesundheitsbezogenen Rubriken nicht auf, wobei angemerkt werden muss, dass in sämtlichen Artikeln dieser Zeitschrift der Fokus auf vermeintlich „männliche" Interessen (maskuline Körperformen, Stärke und Potenz) gelegt wird. In die Kategorie „Sonstige" wurden die restlichen acht *Men's Health* Artikel eingeordnet. Diese befassen sich mit Krankheitsbildern und Symptomen unterschiedlichen Ursprungs.

Die Artikel der Oberkategorie „Ernährung" thematisieren zumeist die Auswirkungen bestimmter Ernährungsweisen auf den Muskelzuwachs und die Fettreduktion. In allen vier ernährungsbezogenen Artikeln (Themen Zucker, Verdauung, Diät) zeichnet sich die Forderung nach Eigenverantwortung ab: „Bei einem Body-Mass-Index über 30 spricht man von Fettsucht – helfen Sie ihrem Darm bevor es soweit kommt!" (*Men's Health*, 08, 2014: 93). Die Formulierung „Helfen Sie" (= aktiver Hilfeprozess) „Ihrem Darm" (= dem eigenen Organ) spiegelt den Verantwortungsbereich wider, der dem Individuum für seinen eigenen Körper zugeschrieben wird. Seinem eigenen Organ und somit sich selbst sei man zur Hilfe verpflichtet, ansonsten würden Konsequenzen (Fettsucht) drohen, was durch den Zusatz „bevor es soweit kommt" (ebd.) mit tendenziell druckerzeugenden Ausführungen ergänzt wird.

Die Kategorie „Sport/ Bewegung" enthält zwei Artikel, welche sich mit den Themen ‚gefährliche' Inaktivität und dem Abnehmen beschäftigen. Neben gesamtgesundheitlichen Auswirkungen auf den Körper wird hier insbesondere auch auf maskuline Körperformen eingegangen. In diesen beiden Artikeln werden überwiegend die Eigenverantwortlichkeit fordernde Elemente gefunden. So wird dies beispielsweise durch die genutzten ikonographischen Mittel ersichtlich: ein Bildervergleich eines männlichen Lesers früher (dick) und heute (schlank) mit dem angeführten Zitat: „Allerdings gab mir das auch zusätzliche Motivation, weil mir meine miese Form bewusst machte, wie ich meinen Körper über die Jahre <u>vernachlässigt</u> hatte" (*Men's Health*, 07, 2015: 35). Es ist hier die Rede von „Vernachlässigung" aufgrund einer „miesen Körperform", das heißt wenn man keinen trainierten Körper hat, vernachlässigt man diesen und somit seine Gesundheit. Der Begriff der Vernachlässigung ist hier sowie allgemein negativ behaftet und geht mit einer indirekten Schuldzuweisung einher. Denn wenn man etwas so Beträchtliches wie den Körper vernachlässigt, verhält man sich ihm gegenüber *verantwortungslos*. Das Antonym hierzu lautet *verantwortungsvoll*. Da es sich hier um den *eigenen* Körper handelt, den es nicht zu vernachlässigen gilt, kristallisiert sich die Aussage der angeführten Äußerung heraus: „Übernimm *Eigenverantwortung* für Deinen *eigenen* Körper, anstatt ihn zu vernachlässigen!" Es stellt sich jedoch die Frage, was vernachlässigt wurde und was nicht. Der Körper, der Sport, die Gesundheit, das Leben, der Genuss und/ oder die Freude?

Die Oberkategorie „Sonstige" umfasst insgesamt acht Artikel, von denen sechs überwiegend die Eigenverantwortung fordernde und fördernde Elemente aufweisen. Hier werden die Themen Disziplin, Gehirnreflexe, Risikofaktoren im Urlaub, Arteriengesundheit, gesundes Schlafen und Halsschmerzen behandelt. Ausgeglichen hinsichtlich der Forderung nach Eigenverantwortung wird sich in zwei Artikeln der Kategorie „Sonstige" geäußert, die entlastende Aspekte enthalten, worauf in der Feinanalyse explizit und exemplarisch eingegangen wird. Zum einen erfolgt dies in einem „21 Blitz-Tipps- Bericht" unter dem Titel „Das hält ewig!- Power für die Pumpe" (*Men's Health*, 05, 2014: 82 f.), in dem es um die Herzgesundheit geht. Hier werden auch soziale Komponenten als wichtige Ressource erwähnt, das heißt soziale Verhältnisse werden berücksichtigt und ein Stück weit Verantwortungsabgabe legitimiert. Weiterhin zeigt ein Artikel über Krebserkrankungen neben verantwortungsfordernden auch entlastende Aspekte auf. Es werden nicht zu beeinflussende Faktoren wie das Alter, das Geschlecht und die Gene erwähnt und der Appell, Eigenverantwortung für die Gesundheit zu tragen, somit abgemildert.

Tabelle 3: Eigenverantwortung je Kategorie Men's Health

Gesamt (20 Artikel)	Ernährung (4)	Sport/ Bewegung (2)	Geschlecht (0)	Sonstige (8)
Eigenverantwortung				
↑	4	2	-	6
=	-	-	-	2
↓	-	-	-	-

Bezüglich der unterschiedlichen Ausprägungen geforderter Eigenverantwortung für die Gesundheit zeigen sich ähnliche Trends wie bei der Analyse der *Brigitte*. Die Tabelle 3 veranschaulicht dabei das zu beobachtende Maß an geforderter Eigenverantwortung (↑ = hoch, = =ausgeglichen, ↓ = gering) je Kategorie. Hinsichtlich der Oberkategorien „Ernährung" und „Sport/ Bewegung" zeigen sich hohe Anforderungen, die an die Individuen gestellt werden. Bei sonstigen Themen bezüglich gesundheitlicher Ratschläge oder Risikofaktoren wird, wie oben geschildert, ebenfalls kontinuierlich an das eigenverantwortlich handelnde Subjekt appelliert. Konkret gestalten sich diese Anforderungen in Form von:

- Appellen aktiv zu handeln in Kombination mit dramatisierenden Formulierungen: „Alarmstufe Rot! Es gilt zu handeln, ehe die Gefäße noch mehr Schaden nehmen." (*Men's Health*, 10, 2014: 71)
- dem Hinweis die äußeren Verhältnisse anzunehmen und sich stattdessen mit dem eigenen Verhalten zu beschäftigen: „Befassen Sie sich nicht mit dem System [das heißt mit den Verhältnissen, d. Verf.], dass Sie nicht ändern können, sondern mit sich selbst. (…) Beobachten Sie Stressaufkommen und Entlastungsphasen, um ein Gleichgewicht herzustellen, das gern Work-Life-Balance genannt wird." (*Men's Health*, 04, 2014: 85)
- Versuchen der Sensibilisierung für Risikofaktoren beispielsweise in Form ikonographischer Mittel anhand eines großen Comics mit Gefahrenquellen am Strand (*Men's Health*, 09, 2014: 32) und
- Motivation durch Vergleiche:
- Mit anderen Personen: „Er hat´s geschafft" (*Men's Health*, 07, 2014: 35)

- Anhand einer Vorher-Nachher-Situation durch ikonographische Mittel: Bilderzergleich Früher-Heute (*Men's Health*, 07, 2014: 35).

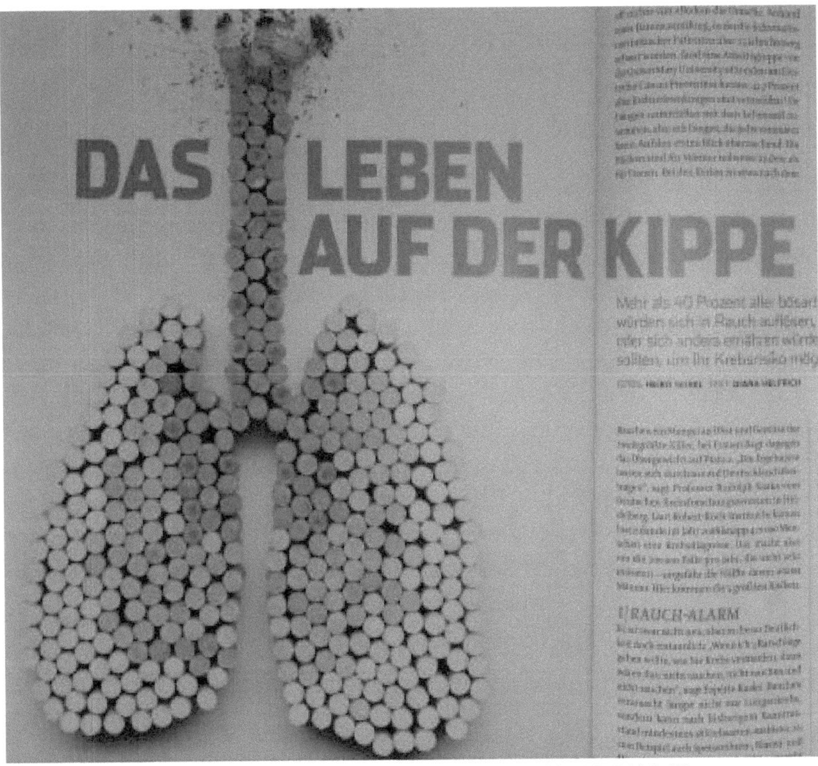

Abbildung 5: „Das Leben auf der Kippe", Quelle: Men´s Health, 11, 2014: 70

Geht es um lebensbedrohliche Erkrankungen, nimmt die Forderung nach gesundheitlicher Eigenverantwortung wie aufgezeigt tendenziell ab. Konkret zeigt sich dies daran, dass die beiden Artikel über Herzgesundheit und Krebs als einzige neben fordernden Elementen auch entlastende Aspekte anbringen, wenn es darum geht, Verantwortung für die eigene Gesundheit zu übernehmen.

In der Zusammenschau der Grobanalyse der *Men's Health* werden argumentativ, rhetorisch und ikonographisch Strukturen ersichtlich, die an dieser Stelle im Hinblick auf den Eigenverantwortungsdiskurs angeführt werden. So fällt auf, dass sich sowohl in den Titeln der Artikel als auch in den Texten äußerst viele Sprichwörter und Wortspiele finden:

- „Wer länger sitzt, ist früher tot" (*Men's Health*, 02, 2014: 90),
- „Gefahren wie Sand am Meer" (*Men's Health*, 09, 14: 32) → Sprichwort, Redewendung zur Versinnbildlichung der vielen Gefahren, die lauern,
- „Das Leben auf der Kippe" (*Men's Health*, 11, 2014: 70) → 'Kippe'= Polysem: Verwendung eines Wortes, das für verschiedene Begriffe steht,
- „Kehl-Kampf" (*Men's Health*, 02, 2015: 72) → Wortspiel im Rahmen eines Informationsberichtes über Strategien gegen Halsschmerz.

Während einige Wortspiele bzw. Sprichwörter genutzt werden, um einen Wiedererkennungsmoment in einer jeweiligen Situation hervorzurufen, wie beispielsweise „Wer länger sitzt, ist früher tot" (*Men's Health*, 02, 2014: 90), wenn man lange Zeit im Sitzen verbringt, werden Redewendungen zur Versinnbildlichung der vielen Gefahren („wie Sand am Meer"), die lauern würden, genutzt (*Men's Health*, 09, 2014: 32). Die Verwendung des Wortes 'Kippe' als Polysem, das heißt, als Wort, das für verschiedene Begriffe steht, entfaltet in Kombination mit dem dazugehörigen Bild einer aus Zigaretten geformten Lunge besonders eindrücklich die Wirkung einer bleibenden Erinnerung (Abbildung 5). Auch mit dem Wortspiel „Kehl-Kampf" beweist die *Men's Health*-Redaktion ihre Vorliebe für den Einsatz dieses rhetorischen Mittels. Die Intention bei der Verwendung eines Wortspiels liegt darin, den vermittelten Inhalt durch witzige Effekte der Wortveränderungen oder Mehrdeutigkeit emotional und kognitiv an die Adressaten heranzutragen und sie dadurch intensiver zu erreichen (Bußmann, 1990). Die zitierten Artikel beabsichtigen allesamt eine Sensibilisierung auf emotionaler und kognitiver Ebene für das eigene Gesundheitsempfinden respektive für potenzielle Risikofaktoren.

Weiterhin ist zu beobachten, dass Verzicht und Disziplin eine bedeutende Rolle spielen, wenn es um die Verantwortungsübernahme für die eigene Gesundheit geht. Beide Verhaltensweisen werden weitestgehend positiv referiert und im Zusammenhang mit gesundheitsförderlichen Verhaltensweisen angeführt (*Men's Health*, 03, 2014; 12, 2014). Hinsichtlich des Einsatzes ikonographischer Mittel fällt auf, dass die Bilder häufig in Assoziation mit dem Tod stehen. So wird auf einer kompletten Startseite (DinA4) mit grauem Hintergrund, ein auf einem weißen Stuhl sitzendes Skelett neben der Bildüberschrift „Wer länger sitzt, ist früher tot" dargestellt (*Men's Health*, 02, 2014: 90). Weiterhin werden Skelettfinger an einer Tastatur abgebildet, ergänzt durch den Schriftzug „Ihr Bürostuhl ist bequem? – Ja, absolut tödlich bequem!" (ebd., S.92) sowie ein Skelett mit einer Krawatte (ebd.: 94). Die Assoziation zwischen Skelett und Tod tritt hier kontinuierlich in Erscheinung (*Men's Health*, 02, 2014: 90 ff.). Dies wirkt diskursstrategisch unterbewusst angsteinflößend und druckerzeugend, wenn es um die Einhaltung und Vernachlässigung angepriesener Gesundheitsempfehlungen geht. Jene Tendenz wird durch die symbolische Nutzung eines Totenkopfes in einem Artikel über „das süße Gift“ Zucker (*Men's Health*, 01, 2014: 86 ff.) bestätigt. Die Todessymbolik in Wort und Bild verfolgt die Intention, den Leser des Artikels zu mehr Bewegung zu motivieren. Die Schilderung des Sachverhaltes, dass die Welt zu bequem geworden und diese Bequemlichkeit ungesund sei und weiterhin krank machen würde, wirkt dabei unterstützend. Unter Berücksichtigung aller untersuchten Artikel wird ersichtlich, dass zahlreiche potenziell angsteinflößende Titel, Inhalte und Symbole verwendet werden, um den Schwerpunkten Ausdruck zu verleihen (*Men's Health*, 1, 2014; 2, 2014; 9, 2014).

Häufig ist die Rede von Optimierung und Leistungssteigerung in Verbindung mit Gesundheit und Verantwortung (*Men's Health*, 02, 2014; 03, 2014; 07, 2014; 10, 2014; 12, 2014). So geschieht dies beispielsweise konkret in dem Zitat: „Die Suche nach Optimierung ist ein Grund, warum es mich interessiert, was Persönlichkeit antreibt“ (*Men's Health*, 03, 2014: 5).

5.3.2 Die Konstruktion von Gesundheit der *Men's Health*

Im Hinblick auf den Gesundheitsbegriff, der in den *Men's Health*-Berichten kreiert wird, wurden auch bei dieser Zeitschrift für jeden Artikel die sich wiederholenden Strukturmuster in Argumentation und Rhetorik analysiert, mit der inhaltlichen Botschaft verknüpft und das konstituierte Gesundheitskonstrukt abgeleitet, das in Form zugeteilter Schlagworte (Tabelle 4) Ausdruck findet. Den 14 untersuchten Artikeln wurden folgende Begriffe zugeordnet, welche das Gesundheitsverständnis im jeweiligen Text prägnant charakterisieren und deren Ursprünge explizit der Grobanalyse *Men's Health* (Anhang 2) zu entnehmen sind: Optik, Potenz, Aktivität, Disziplin, Leistungsfähigkeit, körperliche Unversehrtheit, Karzinomfreiheit, Kontrolle und Schmerzfreiheit. Insbesondere drei Auffälligkeiten traten hierbei in Erscheinung:

1. am häufigsten treten die Schlagworte „Optik“ (5), „Disziplin“ (3) und „Leistungsfähigkeit“ (2) auf,
2. die Artikel der Oberkategorien „Ernährung“ und „Sport/ Bewegung“ konstruieren auffällig häufig einen Gesundheitsbegriff, der durch optische Aspekte charakterisiert ist (in 4 von 6 Artikeln dieser beiden Kategorien) und

3. obwohl die untersuchten Artikel keinerlei direkt geschlechtsspezifischen Themen behandeln, bildet sich ein Gesundheitsverständnis ab, für welches die Potenz eine hervorgehobene Rolle spielt.

Tabelle 4: Konstruierte Gesundheitsbegriffe Men's Health

Artikelnummer	Oberkategorie	Gesundheitsbegriff
1	Ernährung	Optik und Potenz
2	Sport/ Bewegung	Optik, Aktivität
3	Sonstige	Disziplin
4	Sonstige	Leistungsfähigkeit
5	Sonstige	Aktivität
6	Sport/ Bewegung	Optik
7	Ernährung	Optik
8	Sonstige	Körperliche Unversehrtheit
9	Sonstige	Potenz
10	Sonstige	Karzinomfreiheit
11	Sonstige	Optik und Leistungsfähigkeit
12	Ernährung	Disziplin und Kontrolle
13	Sonstige	Schmerzfreiheit
14	Ernährung	Disziplin

5.4 Feinanalyse *Men's Health*

Für die Feinanalyse der *Men's Health* wurde konzeptionell ebenso verfahren wie bei der *Brigitte* (5.2). Insgesamt wurden fünf Artikel aus den Oberkategorien „Ernährung", „Sport/ Bewegung" und „Sonstige" untersucht. Diese Berichte weisen unterschiedliche Eigenverantwortungsanforderungen auf und behandeln die Themen Zucker („Das süße Gift", *Men's Health*, 01, 2014: 86 ff.), gefährliche Inaktivität („Wer länger sitzt, ist früher tot", *Men's Health*, 02, 2014: 90 ff.), Gehirnreflexe („Erleuchtung für die Birne", *Men's Health*, 04, 2014: 84 ff.), Herzgesundheit („Das hält ewig!", *Men's Health*, 05, 2014: 82 f.) und Krebs abwehren („Das Leben auf der Kippe", *Men's Health*, 11, 2014: 72 ff.).

In dem Artikel der Oberkategorie „Ernährung", einem Informationsbericht, der Zucker als „süßes Gift" betitelt, wird grundsätzlich davon ausgegangen, dass dieser krank und dick mache. Auf diesem Grundsatz werden die Gegenstände gebildet, von denen gesprochen wird. Es wird sich hierbei auf die wissenschaftlichen Disziplinen der Medizin und der Ökotrophologie berufen und Klassifikationsmuster verschiedener Zuckerarten, Zuckeraustauschstoffe und Süßstoffarten kundgetan. Als legitimer Sprecher tritt nur indirekt erkennbar ein *Men's Health*-Autor auf, der lediglich „Fakten" vorträgt. Hinsichtlich der Regeln, die den jeweiligen Aussagen zugrunde liegen, finden sich in Bezug auf die Eigenverantwortung konkrete Aufforderungen zu Aktivität, Verzicht und Vorsorge. Um Unheil abzuwenden, solle man aktiv werden: „<u>Gehen Sie</u> ab 35 zur <u>Vorsorge</u> und <u>lassen Sie</u> da regelmäßig Ihren Blutzuckerspiegel <u>überprüfen</u>. So erkennt der Arzt eine drohende Diabetes-Erkrankung früh, und Sie können entsprechend <u>gegensteuern</u>" (*Men's Health*, 01, 2014: 90). Der Einsatz rhetorischer Schemata scheint insbesondere anhand der Analyse der Zwischenüberschriften aufschlussreich: „Gefahr: Übergewicht", „Damoklesschwert: Diabetes", „Unheil: Leberschaden", „Bedrohung: Herzinfarkt", „Risiko: Impotenz", „Angst: Krebs", „Heilmittel: Sport" (*Men's Health*, 01, 2014: 87 ff.). Diese wirken tendenziell Angst erweckend, demonstrieren negative Auswirkungen des Zuckerkonsumes und assoziieren jenen mit Gefahr, Risiko und Krankheit. Auffällig häufig werden darüber hinaus Wortspiele verwendet: „Wer länger sitzt, ist früher tot" (ebd.: 91). Ursprünglich heißt es „Wer früher stirbt, ist länger tot" und stammt aus einer deutschen Filmkomödie. Weiterhin wird geraten: „Verzichten Sie lieber auf etwas Süßes, als am Ende eine bittere Pille schlucken zu müssen" (ebd.: 90). Auf die Intention des Einsatzes solcher Wortspiele und Redewendungen wurde bereits in 5.3.1 eingegangen. Der Argumentationsaufbau in Kombination mit den verwendeten ikonographischen Mitteln lässt deutlich werden, dass in Bezug auf das Ernährungsverhalten hohe Anforderungen an das eigenverantwortliche Individuum gestellt werden und jene mit verurteilenden und angsteinflößenden Komponenten transportiert werden. Dargestellt wird auf einer ¾ Druckseite (DIN A4) eine Qualmwolke mit dem Zitat:

> „TICKENDE ZEITBOMBE: ZUCKER MACHT DICK, DICKE KRIEGEN OFT DIABETES, UND DIABETES ERHÖHT DAS KREBSRISIKO" (*Men's Health*, 01, 2014: 89)

Jene übertriebene Wirkungskette zeigt ebenso wie das Titelbild des Artikels (Totenkopf aus Zuckerwürfeln (ebd.: 86)) die Assoziation mit dem Tod, auf welche bereits in der Grobanalyse eingegangen wurde. Die Inhalte des Artikels über Zucker, Gefahr, Risiko, Krankheit und Tod appellieren insbesondere im Hinblick auf die todesassoziierten Zwischenüberschriften an das eigenverantwortliche Gesundheitsverhalten, indem kontinuierlich Ratschläge zur Umsetzung eines vorbildlichen Verhaltens aufgeführt werden, um dem hier so stark akzentuierten Tod zu entkommen. Der Gesundheitsbegriff, der hier konstituiert wird, orientiert sich stark an optischen Aspekten und der Potenz, das heißt an zwei Merkmalen, die durch den Verzicht auf „das süße Gift" optimiert werden könnten.

Der Artikel über die ‚gefährliche' Inaktivität der Kategorie „Sport/ Bewegung" (*Men's Health*, 02, 2014: 90 ff.) weist darauf hin, dass ein eigenverantwortliches Gesundheitsverhalten sowohl vorausgesetzt als auch verlangt wird. Argumentativ wird konkret geraten: „Es lohnt sich auf jeden Fall, den eigenen Lebensstil zu überdenken" (ebd.: 94). Das heißt, es gilt eigenverantwortlich darüber nachzudenken, zu prüfen und in der Folge gegebenenfalls zu optimieren. Neben diversen eigenverantwortlich umzusetzenden Verhaltensänderungen (die Treppe statt den Lift nutzen, die entfernteste Toilette aufsuchen, den Schreibtischstuhl entfernen, die Smartphone- und die PC-Nutzung in Grenzen halten (ebd.: 94)), wird erwähnt, dass Sport allein keinen Ausgleich für zu lange Phasen der Inaktivität leisten könne. Es folgt eine persönliche Ansprache: „Sie denken, das betrifft Sie nicht, weil Sie jeden Tag Sport machen? Stimmt leider nicht!" (ebd.: 91). Jene persönliche Botschaft wird strategisch genutzt, um den Leser auf einer individuellen Ebene eindringlich zu erreichen. Regelhaft wird hier von einem sitzenden Lebensstil der Mehrheit der Bevölkerung ausgegangen, worauf sämtliche Äußerungen fußen. Zugrunde gelegt wird hier zum einen, dass Bewegung und Aktivität gut und gesundheitsförderlich, Inaktivität und Passivität hingegen schlecht und gesundheitsabträglich seien. Bezüglich der Formation der Äußerungsmodalitäten spricht hier eine *Men's Health*-Autorin, deren Text durch Zitate eines Sportwissenschaftlers und eines Fitnesstrainers ergänzt wird. Da der Report beabsichtigt Gefahren aufzudecken, soll augenscheinlich ein Expertentum mit einem nicht zu hinterfragendem Wissensfundus präsentiert werden. Im Hinblick auf rhetorische Schemata tritt hier wieder pointiert die Assoziation mit dem Tod in Erscheinung: „Zu viel Sitzen bringt Sie um. Rumhängen macht krank. Stillhalten kostet Lebenszeit" (ebd.:91). Auf die todesassoziierten bildlichen Mittel dieses Artikels wurde bereits in 5.3.1 eingegangen. Hinsichtlich der Formation der Strategien bezieht sich der untersuchte Diskurs auch auf den der Attraktivität. Optische Merkmale und Gesundheit werden vereint: „Aber die Frage ist doch auch: Können Sie durch einen bewegten Lebensstil auch etwas für ihr

Waschbrett tun? Antwort: Ja (…)" (ebd.: 94). Hieraus wurden die Kerncharakteristika für den in diesem Bericht vermittelten Gesundheitsbegriff abgeleitet (Optik, Aktivität).

Auch der Artikel „Erleuchtung für die Birne" (*Men's Health*, 04, 2014: 84 f.) der Kategorie „Sonstige", der die Gehirnreflexe thematisiert, spiegelt ein hohes Maß an Eigenverantwortungsforderungen wider. Gehirnreflexe, Entscheidungen, Erfolg und Leistungsfähigkeit stellen die Kerninhalte in dem diskursiven Netz des Artikels dar. Die Botschaft, die vermittelt wird, lautet: „Du hast es in der Hand! Packe es an!" Ein Mann im Anzug, dessen Kopf durch eine Glühbirne ersetzt wird, verkörpert die kognitive Leistungsfähigkeit, die es zu optimieren gilt (ebd.: 84). Bezüglich der Formation der Gegenstände wird grundlegend angenommen, dass häufig falsche Entscheidungen getroffen würden: „Hinterfragen Sie Entscheidungen – oft geht Ihnen ein Licht auf, wie falsch Sie lagen" (ebd.: 85). Der Artikelaufbau weist sich wiederholende Strukturmuster auf, indem zunächst immer die Situation geschildert wird, folgend der Denkfehler und anschließend die Lösung. Es spricht hier ein *Men's Health*-Autor, dessen Inhalte zur Steigerung der Glaubwürdigkeit durch Zitate eines Psychologen untermauert werden. Hinsichtlich des Argumentationsaufbaus werden stark verhaltensbedingte Änderungen betont, wobei umgebende Faktoren nicht lediglich außer Acht gelassen werden, sondern angeraten wird, sie bewusst zu ignorieren: „Befassen Sie sich nicht mit dem System [das heißt mit den Verhältnissen, d. Verf.], sondern mit sich selbst. (…) Beobachten Sie Stressaufkommen und Entlastungsphasen, um ein Gleichgewicht herzustellen, das gern Work-Life-Balance genannt wird" (ebd.). Das bedeutet eine Entlastung des Systems wird indirekt unterstützt. Die Aussage des angeführten Lösungsvorschlages lautet: „Jeder eigenverantwortlich für sich selbst, anstatt gemeinschaftliche Veränderung der Verhältnisse!" Eine langfristige Sicherung der Arbeitskraft durch eine eigenverantwortliche Wahrung der Work-Life-Balance kristallisieren sich als langfristige Ziele heraus: „'Bedenken Sie dabei, dass Sie freie Zeit brauchen, um langfristig Ihre Arbeitskraft zu sichern'. Eine positive Veränderung ist also auch im Sinne Ihres Chefs, und das sollten Sie ihm klarmachen" (ebd.: 85). Die propagierte Art und Weise, wie die Freizeit gestaltet werden solle, erscheint hinsichtlich der Argumentationsstrategien eindeutig: „Wichtig: Hängen Sie in der Freizeit nicht nur ab! Das führt dazu, dass Sie sich nutzlos fühlen" (ebd.). Es wird somit vermittelt, dass Müßiggang mit Faulheit und Nutzlosigkeit assoziiert wird. Selbst wenn das Individuum bislang nicht so empfunden hat, wird zumindest ab dem Zeitpunkt des Lesens des Artikels die Möglichkeit dafür bestehen respektive das

„Abhängen in der Freizeit" mit schuldbehafteten Gedanken und einem schlechten Gewissen einhergehen. Das Machtpotenzial des Diskurses tritt hier eindringlich hervor. Das subjektive und kollektive Bewusstsein wird dahingehend formiert, dass Aktivität und Produktivität als vorbildlich angesehen werden und diese aus freiem Willen heraus erfolgen, um sich selbst betriebsam und fleißig anstatt faul oder nutzlos zu fühlen. Die somit etablierte Basis für die Wahrnehmung und die Auseinandersetzung mit der Gesellschaft bestimmt laut Jäger (1997) deren Neugestaltung und weitere Entwicklung. Die Arbeitstätigkeit und der berufliche Erfolg spielen vor dem Hintergrund einer gesunden Lebenseinstellung eine zentrale Rolle in diesem Artikel. Der Gesundheitsbegriff ist somit in jenem Bericht sehr stark an Aspekte der Leistungsfähigkeit geknüpft. Angemerkt wird in diesem Zusammenhang: „Und falsche Strategien gehören (…) dazu. (…) Und lernen Sie aus Ihrem Fehler" (*Men's Health*, 04, 2014: 85). Im anschließenden Kapitel wird auf diesen hier anklingenden kontinuierlichen Verbesserungsprozess unter Berücksichtigung von Bröcklings Theorien (2007) des unternehmerischen Selbst eingegangen.

Der Artikel „Das hält ewig! -Power für die Pumpe" (*Men's Health*, 05, 2014: 82 f.) thematisiert die Herzgesundheit und enthält im Gegensatz zu den zuvor analysierten Berichten Momente der Forderung und der legitimen Abgabe von Eigenverantwortung. Es werden hier 21 Blitz-Tipps von einem *Men's Health*-Autor präsentiert, dessen Ausführungen durch Zitate eines Chef-Kardiologen untermauert und durch diverse Studienergebnisse (US-Fachblatt „Journal of Hypertension", „American Journal of Cardiology", Studien der University of the Pacific, Ergebnisse der TU München, Untersuchungen der Uniklinik Basel, Ergebnisse der norwegischen Uni in Trondheim u.v.m) belegt werden. Da hier die wissenschaftliche Disziplin Medizin im Fokus steht, soll der Chef-Kardiologe einen glaubwürdigen Sprecher repräsentieren. Hinsichtlich der Formation der Begriffe ist auf die Wahl der ikonographischen Mittel zu verweisen. Dargestellt wird ein reales Foto eines Herzens als gesamtes Organ, umklebt mit einem silbernen Klebeband (ebd.: 82). Diese provokante Zurschaustellung des bloßen, glänzenden, roten und blutigen Organs (biologisch) in Kombination mit dem straffen Zusammenhalt des Klebebandes (synthetisch) symbolisiert die künstlichen, gesundheitlichen Eingriffsmöglichkeiten, das heißt, dass von außen Effekte erzielt werden können. Hieraus lässt sich schließen, dass durch eigenverantwortliches Handeln (Nutzung des Klebebandes) die Gesundheit (das Herz) (zusammen-)gehalten werden kann. Auch im Hinblick auf den Argumentationsaufbau stützen konkrete Ratschläge, die eigenverantwortlich umzusetzen sind, jene

These. So sinke durch Fitness-Training der Blutdruck, Energy-Drinks sollen gemieden werden, Cardiotraining helfe gegen Burnout und Sport gegen Schlafstörungen (ebd.: 82 f.). Einem Teil dieses Berichtes kann man demzufolge fordernde Aspekte in Sachen gesundheitlicher Eigenverantwortung entnehmen: „Checken Sie jeden Morgen nach dem Aufwachen Ihren Puls – noch im Bett" (*Men's Health*, 04, 2014: 82). Doch auch entlastende Momente treten in Erscheinung. Dies geschieht durch den Einbezug des Umfeldes und Anmerkungen zu der Bedeutsamkeit sozialer Kontakte, Gemeinschaftlichkeit und Geselligkeit. In den 21 Blitz-Tipps wird unter anderem erwähnt, dass sich gemeinsames Singen positiv auf die Herzgesundheit auswirke und dass ein Ausgleich zum Job gefunden werden sollte. Dadurch, dass darauf aufmerksam gemacht wird, wie wichtig soziale Aspekte, wie sexuelle Aktivität, das Eheleben und emotionale Bindungen zu Menschen sowie Tieren sind, zeigt sich, dass das Individuum auf sein Umfeld angewiesen ist, um die gesundheitsförderlichen Tipps umzusetzen (ebd.: 82 f.). Das bedeutet, es kann noch so eigenverantwortlich auf die Meidung der erwähnten Risikofaktoren geachtet werden; abgegrenzt vom sozialen Umfeld und menschlicher bzw. auch tierischer Nähe sind mit gesundheitlicher Eigenverantwortung allein nicht alle Ratschläge umzusetzen. Da den entlastenden Momenten trotz ihrer quantitativen Unterzahl qualitativ eine starke Aussagekraft zugewiesen werden kann, lässt sich für den Artikel über die Herzgesundheit schließen, dass sich in jenem potenziell lebensbedrohlichen Krankheitsspektrum die Forderung und die legitime Abgabe gesundheitlicher Eigenverantwortung die Waage halten.

Der letzte feinanalysierte Bericht enthält ebenfalls sowohl fordernde als auch entlastende Elemente. „Das Leben auf der Kippe" (*Men's Health*, 11, 2014: 70 ff.) ist ein Informationsbericht, in dem als legitime Sprecherin eine *Men's Health*-Autorin auftritt, deren Informationen durch Zitate eines Professors des deutschen Krebsforschungszentrums in Heidelberg ergänzt werden. Der institutionelle Ort, von dem aus die Informationen fließen, liegt in eben diesem Forschungszentrum, das heißt in einer Institution, mit der ein hohes Fachwissen assoziiert wird. Intentional soll hierdurch seriöser Journalismus bekundet und Glaubwürdigkeit hervorgerufen werden. Bezüglich der Formation der Gegenstände wird in den Zwischenüberschriften von „Rauch-Alarm", „Pflanzen-Mangel", „Alkohol-Sünde", „Fett-Falle" und „Strahlen-Risiko" gesprochen. Die Begriffe *Alarm, Mangel, Sünde, Falle* und *Risiko* als zweite Wortkomponenten haben regelhaft für die Formation der Gegenstände dieses Artikels allesamt gemein, dass sie grundsätzlich negativ behaftet sind und tendenziell ein Potenzial der Schuldzuweisung respektive des Schuldempfindens aufweisen. Da sich die Zwischenüberschriften über den kompletten Text erstrecken, wird geschlussfolgert, dass jener schuldzuweisende Negativitätstrend als repräsentativer Wirklichkeitsausschnitt den gesamten Artikel bestimmt. Im Umkehrschluss bedeutet dies unter Berücksichtigung der inhaltlichen Ratschläge, dass man durch entsprechende eigenverantwortliche Maßnahmen den *Alarm* hören, dem *Mangel* vorbeugen, den *Sünden* widerstehen, die *Fallen* umgehen und die *Risiken* minimieren solle. Bereits der erste Satz unterstützt durch Formulierungen wie „tödlicher Feind", „Fehler", „kein Schicksal", „ kein Zufall", „nicht die Gene" (ebd.: 71) die Botschaft : „Du bist eigenverantwortlich für deine Gesundheit!" Auch der Einsatz rhetorischer Mittel wie beispielsweise des Wortspieles im Titel „Das Leben auf der Kippe", indem ‚Kippe' als Polysem, das heißt Verwendung eines Wortes, das für verschiedene Begriffe steht, fungiert, wird erreicht, dass die Botschaft, dass Rauchen einen lebensbedrohlichen Risikofaktor darstelle, den Leser eindrücklich erreicht. Die ikonographische Ergänzung in Form eines Bildes, auf dem eine Zigarettenanhäufung in Form einer Lunge abgebildet ist, deren oberes Ende aus angebrannten Zigaretten und Asche besteht, intensiviert diese Aussage (ebd.: 70). Die Lunge aus Zigaretten kann hier als Symbol der Abschreckung verstanden werden. Argumentativ will dieser Artikel auf der einen Seite sehr konkret aufzeigen, wie viel Einfluss die Individuen auf ihre Gesundheit hätten: „Sie [die Krebserkrankungen] hängen unmittelbar mit dem Lebensstil zusammen, also mit Dingen, die jeder verändern kann" (ebd.: 71), „Mehr als 40% aller bösartigen Geschwüre würden sich in Rauch auflösen, wenn sie nicht qualmen oder sich anders ernähren würden" (ebd.), „19000 schlimme Diagnosen, zu denen es nicht käme, würde weniger getrunken" (ebd.: 72). Auf der anderen Seite keimt auch der Schuldbegriff auf: „Das sind in Deutschland mehr als 56.000 <u>selbst verschuldete</u> Diagnosen pro Jahr, allein bei Männern" (ebd.: 71). Die Übersetzung quantitativer Äußerungen („42,7% aller Krebserkrankungen (...)", „Mehr als 40% aller bösartigen Geschwüre (...)" (ebd.)) in qualitative Aussagen der Verantwortungsforderung tritt in diesem Artikel hinsichtlich der vielzähligen Prozentangaben vornehmlich in Erscheinung. Jedoch weist der Bericht auch entlastende Momente auf. Bezüglich der Entstehung von Prostatakrebs wird erwähnt, dass nicht zu beeinflussende Faktoren wie das Alter und die genetische Disposition eine Rolle spielen: „Das Risiko, an dem bei Männern häufigsten Krebs zu erkranken, hängt vor allem von Alter und Genen ab – Faktoren, die Sie nicht wie Ihr Essen beeinflussen können" (ebd.: 72). Das Aufgreifen nicht zu beeinflussender Determinanten zeigt dem Leser im Kontrast zu den zuvor erwähnten Argumenten auf, dass nicht alle Verantwortung in seiner Hand liegt. Als „Problemfall Prostata-Krebs" wird jenen Ausführungen am Seitenende (ebd.) in Rotschrift besondere Aufmerksamkeit erwiesen. Da sich in diesem Artikel nahezu alles um die Krebserkrankung und deren Gravitation handelt, steht Krankheit hier für den Krebs und Gesundheit charakterisiert sich durch Karzinomfreiheit.

5.5 Zusammenführung der Zwischenergebnisse

Im Folgenden werden in Anlehnung an Jäger (1997) alle Ergebnisse reflektiert und unter Rückgriff auf die vorliegenden Materialaufbereitungen einer Gesamtaussage über den Diskursstrang in der betreffenden Zeitschrift zugeführt, um erste Erkenntnisse darüber zu erlangen, welchen Beitrag zur Durchsetzung des Umgangs mit Eigenverantwortung das Medium leistet und welches Bild von Gesundheit vermittelt wird. Im Hinblick auf die Begründungszusammenhänge zwischen den unterschiedlichen Aufbereitungsebenen der Medien, ergänzt durch persönliche interpretatorische Ansätze werden die folgend aufgeführten Erkenntnisse aufgrund qualitativer Tragweite und quantitativen Vorkommens als besonders bedeutsam erachtet.

In der *Brigitte* wird vorrangig in den Kategorien „Ernährung" und „Sport/ Bewegung" an eine eigenverantwortliche, kontrollierte und disziplinierte Lebensweise appelliert. Hinsichtlich harmloserer Beschwerden und Krankheitsbilder gleichen sich Forderungen und legitime Abgabe gesundheitlicher Eigenverantwortung weitestgehend aus. Geht es um lebensbedrohliche Krankheiten wird weniger an das eigenverantwortliche Subjekt appelliert respektive Achtsamkeit statt Eigenverantwortung angeraten und insbesondere Distanz zum Schuldbegriff hergestellt. Hinsichtlich des konstituierten Gesundheitsbegriffes treten die Schlagworte „Optik" und „Kontrolle" am häufigsten auf. Die Artikel der Oberkategorie „Geschlecht" konstruieren dabei auffällig häufig ein Bild von Gesundheit, welches durch Kontrolle charakterisiert ist. Somit appelliert die Frauenzeitschrift daran, gesundheitliche Verantwortung für die Ernährungsweise und das Aktivitätsverhalten zu übernehmen, spricht sich jedoch im Hinblick auf schwere Krankheitsbilder auch für die Verantwortungsabgabe aus. Eine gesunde Frau ist laut der *Brigitte* durch ein attraktives Erscheinungsbild charakterisiert und besitzt die Kontrolle über sämtliche Lebensbereiche.

In der *Men's Health* zeigen sich ebenso in den Oberkategorien „Ernährung" und „Sport/ Bewegung" die höchsten Eigenverantwortlichkeitsanforderungen, die an die Individuen gestellt werden. Dies trifft hier auch auf gesundheitliche Ratschläge oder Risikofaktoren sonstiger Bereiche zu. Geht es um lebensbedrohliche Erkrankungen, nimmt die Forderung nach gesundheitlicher Eigenverantwortung tendenziell ab. Konkret zeigt sich dies daran, dass die beiden Berichte über die Herzgesundheit und Krebserkrankungen als einzige neben fordernden Elementen auch entlastende Aspekte bezüglich der gesundheitlichen Verantwortungsübernahme anbringen. Der konstituierte Gesundheitsbegriff findet in der *Men's Heath* am häufigsten Ausdruck in den Schlagworten „Optik", „Disziplin" und „Leistungsfähigkeit". In den Artikeln der Oberkategorien „Ernährung" und „Sport/ Bewegung" schlägt sich das Verständnis von Gesundheit auffällig häufig in optischen Merkmalen nieder. Obwohl die untersuchten Artikel keinerlei direkt geschlechtsspezifische Themen behandeln, bildet sich ein Gesundheitsverständnis ab, für welches die Potenz eine tragende Rolle spielt. Somit lässt sich als Gesamtaussage festhalten, dass das Medium hinsichtlich der Ernährung und der sportlichen Aktivität sowie auch in sonstigen gesundheitsbezogenen Belangen unterschiedlichster Art hohe Anforderungen in Bezug auf die Eigenverantwortung transportiert. Abgemildert wird dieser Trend, wenn es um lebensbedrohliche Erkrankungen geht. Ein gesunder Mann weist hier ein attraktives, muskulöses Erscheinungsbild auf, besitzt ein hohes Maß an Disziplin und zeichnet sich darüber hinaus insbesondere durch berufliche und sexuelle Leistungsfähigkeit aus.

Vergleicht man die Ergebnisse beider Zeitschriften, so zeigt sich, dass in der *Men's Health* ein höheres Maß an eigenverantwortlichem Gesundheitsverhalten propagiert wird, da hier weniger die legitime Verantwortungsabgabe erwähnt wird und sich lediglich in zwei Artikeln fordernde und entlastende Argumente ausgleichen. Das Männermagazin liefert dabei im Gegensatz zur *Brigitte* eher direkt und offensiv kommunizierte Ratschläge. Diese transportiert ihre Botschaften bezüglich der Eigenverantwortung vermehrt in Form von Anspielungen, das heißt rhetorischen Figuren und Formen des nicht-wirklichen, indirekten Sprechens, mit denen ein Sachverhalt angedeutet wird (Jäger & Zimmermann 2010: 25) oder unter dem Deckmantel von Wellness und Wohlbefinden. Die Frauenzeitschrift behandelt darüber hinaus in den gesundheitsbezogenen Kategorien häufiger explizit geschlechtsspezifische Themen (ein Viertel aller untersuchten Artikel) als die *Men's Health*, in der jedoch in sämtlichen Artikeln vermeintlich maskuline Interessen aufkeimen.

Gemeinsamkeiten beider Medien zeigen sich dahingehend, dass der Fokus auf verhaltensbedingte Maßnahmen gelegt wird und weniger bis gar nicht auf die Verhältnisebene bzw. soziale Ressourcen der Individuen eingegangen wird. Weiterhin wird konstatiert, dass bezüglich des Ernährungs- und Bewegungsverhaltens sowie harmloserer Beschwerden ein hohes Maß an gesundheitlicher Eigenverantwortung an die Leserinnen und Leser herangetragen wird. Bei lebensbedrohlichen Krankheitsbildern wird tendenziell Verantwortungsabgabe legitimiert und Distanz zum Schuldbegriff hergestellt, wobei die *Brigitte* hier eindeutig mehr entlastende Argumente hervorbringt als die *Men's Health*, in der auch bei Krebserkrankungen Elemente in Erscheinung treten, die die Eigenverantwortlichkeit hervorheben. Dennoch kann aus den Ergebnissen geschlussfolgert werden, dass mit zunehmender Schwere und Lebensbedrohlichkeit einer Erkrankung die Forderungen nach Eigenverantwortlichkeit abnehmen. Das Ernährungs- und Bewegungsverhalten hingegen liege weitestgehend im eigenen Verantwortungsbereich der Individuen. Hier werden in beiden Medien hohe Anforderungen an die Individuen gestellt und im Kontrast zu einem Konzept der Energie des Plurals an die Einzelperson appelliert. Hinsichtlich der Bedeutungszuweisung des Gesundheitsbegriffes treten sowohl in der *Brigitte* als auch in der *Men's Health* optische Merkmale in den Vordergrund. Demnach wird geschlussfolgert, dass ein attraktives Erscheinungsbild die Motivation für die Umsetzung eigenverantwortlicher Gesundheitsbemühungen darstellen soll.

Die folgende Tabelle stellt die Kernergebnisse der diskursanalytischen Untersuchung dar und zeigt diesbezüglich in einem Vergleich die Gemeinsamkeiten und Unterschiede beider Medien auf.

Tabelle 5: Kernergebenisse der Diskursanalyse

Brigitte	*Men's Health*
<ul><li>Kategorien „Ernährung" und „Sport/Bewegung": Forderung nach Eigenverantwortung hoch</li><li>harmlosere Beschwerden: Ausgleich von Forderung und legitimer Abgabe von Eigenverantwortung</li><li>lebensbedrohliche Erkrankungen: Forderung nach Eigenverantwortung geringer</li><li>Gesundheitsbegriff: Optik und Kontrolle</li><li>hervorgehoben: Fruchtbarkeit</li></ul>	<ul><li>Kategorien „Ernährung" und „Sport/Bewegung": Forderung nach Eigenverantwortung hoch</li><li>sonstige Belange unterschiedlichster Art: Eigenverantwortung tendenziell hoch</li><li>lebensbedrohliche Erkrankungen: Forderung nach Eigenverantwortung tendenziell geringer</li><li>Gesundheitsbegriff: Optik, Disziplin, Leistungsfähigkeit</li><li>hervorgehoben: Potenz</li></ul>

Vergleich
Unterschiede
<ul><li>*Men's Health*: allgemein höhere Forderungen nach Eigenverantwortung</li><li>*Men's Health*: direkt und offensiv kommunizierte Ratschläge</li><li>*Brigitte*: vermehrt Anspielungen und Nutzung rhetorischer Figuren</li><li>*Brigitte*: explizit geschlechtsspezifische Themen</li><li>*Men's Health*: kontinuierlich und latent maskuline Aspekte</li></ul>
Gemeinsamkeiten
<ul><li>Kategorien „Ernährung" und „Sport/ Bewegung", harmlose Beschwerden: Eigenverantwortung hoch</li><li>lebensbedrohliche Erkrankungen: Eigenverantwortung geringer</li><li>zunehmende Schwere und Bedrohlichkeit einer Erkrankung gehen mit einer Abnahme der Forderung nach gesundheitlicher Eigenverantwortung einher</li><li>Fokus auf verhaltensbedingte Maßnahmen</li><li>Gesundheitsbegriff charakterisiert durch optische Merkmale</li></ul>

6 Diskussion

Im Folgenden Kapitel wird zunächst kurz auf die zugrunde liegende Methodik dieser Arbeit und deren Umsetzung anhand von Möglichkeiten und Limitationen eingegangen. Es folgt eine Zusammenführung der bisherigen Segmente zu einem analytischen Gesamtwerk. Die Ergebnisse der Datenanalyse werden dabei mit dem theoretischen Kontextwissen aus Kapitel 2 in Beziehung gesetzt, sofern dies für ein schlüssiges Analyseergebnis erforderlich erscheint und der Beantwortung der Forschungsfragen dient.

6.1 Diskussion der Methode

In Kapitel 4.2.1 wurde bereits die Sinnhaftigkeit eines diskursanalytischen Vorgehens hinsichtlich der gewählten Thematik geschildert. Bei der Betrachtung der vorliegenden Ergebnisse muss bedacht werden, dass die Diskursforschung durch „ein unhintergehbares Reflexivitätsverhältnis" gekennzeichnet ist, das heißt „ [sie] produziert nicht Wahrheit, sondern Aussageereignisse, die selbst Teil eines (hier: sozialwissenschaftlichen) Diskurses sind" (Keller 2011: 65). In Anbetracht des begrenzten Untersuchungszeitraumes (2014/ 2015) und der limitierten Anzahl untersuchter Artikel (34) müssen die Ergebnisse der vorliegenden Arbeit vor dem Hintergrund quantitativer Erweiterungsmöglichkeiten verstanden werden. Auch im Hinblick auf Aspekte der Eingrenzung und des Zusammenhanges der auszuwertenden Daten erhebt dieser Beitrag nicht den Anspruch auf obligatorischen Charakter, sondern präsentiert sich vielmehr als eine Möglichkeit, sich dem Diskurs der gesundheitlichen Eigenverantwortung zu nähern. Explizit erwähnt werden muss auch das beschriebene Profil der Leserinnen und Leser der selektierten Medien (Kapitel 4.2.2.1 und 4.2.2.2). Es wird ersichtlich, dass für die Arbeit tendenziell auf einen bestimmten Personenkreis fokussiert wurde, wodurch keine Übertragbarkeit auf alle Bevölkerungsschichten möglich erscheint. Die Geltungsansprüche der gewonnenen Erkenntnisse müssen auch dahingehend kritisch hinterfragt werden, als es sich bei der Verfasserin dieser Arbeit ebenfalls um ein Subjekt handelt, welches sich als Teil des Diskurses begreift, in diesem denkt und agiert und ihm somit auch keine reine Objektivität zugesprochen werden kann. Die verschiedenen Schritte der Dateninterpretation obliegen demnach auch individuell geprägten Denkmustern und gesellschaftlichen Erfahrungen, welche die Interpretationsarbeit (mit-) beeinflussten. Um jener Tatsache angemessen Rechnung zu tragen, wurde versucht, durch eine präzise Schilderung des methodischen Vorgehens in Kapitel 4 ein hohes Maß an analytischer Transparenz zu gewährleisten. Die Vorgehensweisen bei der Grob- und

Feinanalyse, die Verknüpfung heterogener Materialinhalte, der Abschluss der Datensammlung und die Festlegung der Sättigung des Analyseprozesses, theoretische Abstraktionen und Interpretationsschritte, die Formulierung von Aussagen über den Gesamtdiskurs sowie die Deutung der Ergebnisse (Keller 2011: 80) wurden nach bestem Gewissen und anhand aufgeführter Kriterien geschildert. Aus der Ergänzung interpretatorischer Ansätze und der Verwerfung zu schwacher Interpretationsansätze resultiert zum einen eine Bandbreite an Erkenntnismöglichkeiten und zum anderen wird diese wiederum an der Stelle limitiert, wo weiterführende respektive konträre Gedankengänge, die ebenfalls plausibel wären, keinen Eingang fanden. Folglich liefert die vorliegende Arbeit ein Ergebnismodell, welches eine diskurstheoretische Orientierung im gesundheitlichen Eigenverantwortungsdiskurs ermöglicht. Keller (2011: 119) merkt an, dass trotz des Wertes der Diskursforschung bedacht werden müsse, dass Wirklichkeit und Gesellschaft komplexe Phänomene darstellen, die bereits innerhalb der Sozialwissenschaften verschiedene Zugangsweisen nicht nur erlauben, sondern auch erfordern. Das bedeutet, dass durchaus auch andere oder ergänzende Methoden zur Klärung der Forschungsfragen in Frage kämen. Weiterführend anzumerken ist an dieser Stelle, dass sich durch die Auseinandersetzung mit den Theorieperspektiven und Forschungsfragen im Rahmen einer Diskursanalyse auch Möglichkeiten einer intrasubjektiven Horizonterweiterung sowie eines allgemeinen Erkenntnisgewinnes bieten. Denn der Analyseprozess verlangt es unabdingbar, dass sich die Forscherin bzw. der Forscher mit weiterführenden Theorien und gesellschaftlichen Strukturen auseinandersetzt wie der Produktion von Wahrheit und dem Begriff der Macht.

6.2 Diskussion der Ergebnisse

Sowohl in der *Brigitte* als auch in der *Men's Health* wird ersichtlich, dass in den Bereichen Ernährung und Sport/ Bewegung grundsätzlich von den Leserinnen und Lesern erwartet wird, gesundheitliche Eigenverantwortung zu übernehmen, das bedeutet, ihr Ernährungs- und Bewegungsverhalten zu reflektieren und die vorgeschriebenen Gesundheitsvorschriften zu befolgen. Hierbei wird in den untersuchten Medien regelhaft schwarz-weiß-charakteristisch davon ausgegangen, dass bestimmte Verhaltensweisen und Ernährungsformen gesund und andere wiederum ungesund sind. Jener binäre Reduktionismus determiniert auch das Verständnis gesundheitlicher Eigenverantwortung, deren Übernahme überwiegend mit ‚gesundheitsförderlichen' Entscheidungen und deren Mangel mit ‚gesundheitsabträglichen' Alternativen assoziiert wird.

Da die männliche Zielgruppe sowohl in den Kategorien „Ernährung" und „Sport/ Bewegung" sowie Belangen sonstiger Art in einem höheren Maße damit konfrontiert bzw. gefordert wird, eigenverantwortlich hinsichtlich ihrer Gesundheit zu handeln, wird induktiv geschlussfolgert, dass an das männliche Geschlecht höhere Erwartungen herangetragen werden als an das weibliche. Bei harmlosen Erkrankungsbildern konnte hingegen ein Ausgleich von Forderung und legitimer Abgabe von Eigenverantwortung beobachtet werden. Der Bedeutungsinhalt von Eigenverantwortung als „Fähigkeit und die Bereitschaft, für das eigene Handeln, Reden und Unterlassen Verantwortung zu tragen. Das bedeutet, dass man für die eigenen Taten einsteht und die Konsequenzen dafür trägt" (Ahrens 2007: 238) wird hier insofern limitiert, als vorausgesetzt wird, dass ein eigenverantwortliches Gesundheitsverhalten einem gesundheitsförderlichen Verhalten entspricht. Wie bereits in Kapitel 2 thematisiert wurde, kann das Individuum zwar durchaus zwischen einer Vielzahl an Alternativen wählen, jedoch zwischen Alternativen, die es sich nicht selbst ausgesucht hat (Bröckling 2007: 12). Anhand der argumentativen Vermittlung der Inhalte lässt sich feststellen, dass die Printmedien Verantwortungsübernahme überwiegend mit einem gesundheitsförderlichen Verhalten assoziieren, bzw. mit dem, was sie als solches deklarieren. Dass Verantwortungsübernahme auch heißen kann, sich bewusst für einen gesundheitsabträglichen Lebensstil zu entscheiden, bzw. was derzeit darunter zu begreifen ist, wird lediglich in einem Artikel in Betracht gezogen („Macht Schlanksein glücklich?", *Brigitte*, 25 2014: 158 ff.). Doch auch hier erfolgt keine neutrale Darstellung dieser Option, sondern deren Einbettung in einen negativen Bewertungskontext.

Das Ergebnis, dass die Forderungen nach Eigenverantwortung bei schwerwiegenden und lebensbedrohlichen Erkrankungen sowohl in der *Brigitte* als auch in der *Men's Health* abnehmen respektive auch deren Abgabe legitimiert wird, überrascht insofern, als gerade hier die Intention zu erwarten wäre, die Subjekte durch ein eigenverantwortliches Gesundheitsverhalten vor jenen teilweise irreversiblen und chronischen Erkrankungen zu bewahren. Mögliche Erklärungsansätze hierfür könnten in ökonomischen Kosten-Nutzen-Relationen begründet liegen. In den Kategorien „Ernährung" und „Sport/ Bewegung" wird beinahe durchgängig ein hohes Maß an Forderungen nach Eigenverantwortung kommuniziert. Die Übernahme gesundheitlicher Eigenverantwortung im Sinne eines gepredigten gesundheitsförderlichen Verhaltens, wird in diesen Bereichen überwiegend privat finanziert. Beispiele hierfür sind Kosten für Lebensmitteleinkäufe besonderer Güte und Zusammensetzung sowie Nahrungsergänzungsmittel,

Beiträge für ein Fitnessstudio, Ausgaben für sportliche Freizeitaktivitäten und Kosten für bestimmte Fitness-, Wellnessartikel oder Trendgüter, die als gesundheitsförderlich deklariert werden. All jene Ausgaben belasten nicht oder nur geringfügig das Gesundheitssystem, das heißt sie werden nicht oder nur teilweise von den Krankenkassen übernommen. Demnach erscheint es aus ökonomischer Perspektive effizient, die Subjekte gerade in diesen Bereichen zu mehr Eigenverantwortung zu bewegen respektive dazu zu motivieren, hier finanziell zu investieren – selbstverständlich im Namen der Gesundheit. Denn mit Gesundheit lässt sich beinahe jede Intention legitimieren. Jeder möchte gesund sein, denn Gesundheit stellt in unseren Breitengraden eines der höchsten Güter dar. Schwerwiegende Erkrankungen des Herz-Kreislauf-Systems oder Krebserkrankungen hingegen, gingen in den Zeitschriften immer dann mit einem geringen Maß an Forderungen nach Eigenverantwortung einher, wenn deren Pathogenese als verhaltensunabhängig charakterisiert wurde (*Brigitte*, 5, 2014: 131; *Brigitte*, 26, 2014: 158 ff.; *Men's Health*, 05, 2014: 82 f.; *Men's Health*, 11, 2014: 70 ff.); das bedeutet, wenn davon ausgegangen wurde, dass durch Ernährung und Sport/ Bewegung keinerlei Einfluss ausgeübt werden kann. In diesen Fällen wäre es somit unerheblich, ob sich bewusst ernährt und auf ausreichend Bewegung geachtet werden würde. Dies bedeutet wiederum, dass die Krankenkassen ohnehin die Kosten, beispielsweise für eine Operation oder Chemotherapie, tragen müssen. Hier wird den Leserinnen und Lesern legitim zugesprochen, Verantwortung abzugeben, da sie finanziell ohnehin verhältnismäßig geringer eintreten. Es muss jedoch bedacht werden, dass dieser Erklärungsansatz außer Acht lässt, dass es sich bei Gesundheit um ein komplexes Wechselspiel aus verschiedenen Komponenten handelt und diese nur eine von vielen Erklärungsmöglichkeiten darstellt. Es könnte auch argumentiert werden, dass die hohen Eigenverantwortungsforderungen in diesen Kategorien darin begründet liegen, dass sich erhofft wird, schwerwiegende Krankheiten somit zu vermeiden. Wenn diese jedoch eingetreten sind, fällt das Forderungsmaß tendenziell ab, da in diesem Fall von keiner Einflussnahme mehr durch das Subjekt selbst ausgegangen wird. In beiden Erklärungsmodellen kann festgehalten werden, dass die Subjekte in den insbesondere derzeit boomenden Bereichen Ernährung und Sport/ Bewegung bzw. Wellness dazu angehalten werden, zeitlich und finanziell zu investieren. Das Ergebnis, dass eine Verantwortungsabgabe bei schwerwiegenden Erkrankungen tendenziell legitimiert wird, wirft auch Fragen hinsichtlich der zugeschriebenen Expertenrolle des Arztes auf, der in diesem Fall die Verantwortung übertragen bekommt. Parsons (1958: 44) spricht in diesem Zusammenhang von einer „optimistischen Tendenz":

„Allgemein haben wir es also mit einer optimistischen Tendenz zu tun, einem übersteigerten Vertrauen in die Richtigkeit bestimmter Verfahren und die Wirksamkeit von Verfahrensweisen (...) ein pseudowissenschaftliches Element in der fachlichen Ausrichtung der Mediziner." (Parsons 1965: 44)

Folgt man jenen Gedanken, kann trotz der Gesundheitsrevolution Ende des 20. bzw. zu Beginn des 21. Jahrhunderts, in der die „revolutionären Subjekte" nicht mehr vorrangig die Mediziner sind, die Idee abgeleitet werden, dass dem Arzt im Falle einer schwerwiegenden Erkrankung einerseits die Fähigkeit zugesprochen wird, die Verantwortung zu tragen und somit andererseits auch seine Kontrolle und Macht über den Patienten legitimiert wird. Trotz Konzepten des *shared decision making* und der Intention, den Patienten möglichst stark zu integrieren und zu befähigen, scheint die typische Rollenverteilung von Arzt (Experte) und Patient (Bedürftiger) weiterhin zu existieren. Dies trifft zumindest, den Erkenntnissen dieser Arbeit nach, hinsichtlich der Übernahme von gesundheitlicher Eigenverantwortung für schwerwiegende Erkrankungen zu. Die untersuchten Zeitschriften vermitteln folglich, dass es zu einem großen Teil Eigenverantwortung zu übernehmen gilt, doch halten sie die Rolle des Arztes als letzte rettende Instanz aufrecht, indem ihm im Zweifelsfall die Verantwortung übertragen werden könne. Den Leserinnen und Lesern wird somit aufgezeigt, dass der Mediziner letztendlich derjenige ist, an den man sich wenden kann; der die Fähigkeiten besitzt, die sie selbst scheinbar nicht innehaben, wenn es um eine ernsthafte Erkrankung geht. Diese These findet unter anderem darin Bestätigung, dass in unzähligen Artikeln Interviewauszüge bzw. ärztliche Kommentare als Beweisgrundlage genutzt werden um Informationen seriös zu begründen. Auf weiterführende Quellen wird weitestgehend verzichtet, sodass die Botschaft transportiert wird, dass die Aussage eines Mediziners eine legitime Begründung für eine empfohlene Gesundheitsvorschrift darstellt.

Strategisch fällt insbesondere auf, dass sich die Medien geschlechtsspezifischer Argumentationsstrategien bedienen. Mit der bereits erläuterten Todessymbolik in der *Men's Health* sowie den Themen Potenz und Stärke wird versucht, die männliche Leserschaft zu erreichen. Mit sensiblen Schwerpunkten wie Fruchtbarkeit und Weiblichkeit geht die *Brigitte* hierbei vor. Dabei treten unterschiedliche Vorgehensweisen in Erscheinung: In der *Men's Health* werden direkte und offensive Ratschläge hinsichtlich gesundheitlicher Empfehlungen aufgeführt. Hieraus lässt sich ableiten, dass es in Bezug auf die Etablierung eines eigenverantwortlichen Gesundheitsverhaltens bei den männlichen Lesern gilt, diese konkret mit Fakten, unterstellten Risiken und Konsequenzen zu konfrontieren. Unverschlüsselt werden in allen Artikeln faktische Verhaltensratschläge vermittelt und deren Notwendigkeit betont sowie detaillierte Vorschläge zur Umsetzung unterbreitet. Der Mann wird demnach präzise und zielgerichtet aufgefordert, sich mit seiner Gesundheit zu beschäftigen. Die *Brigitte* hingegen versucht ihre Leserinnen durch Anspielungen zu sensibilisieren. An die weibliche Leserschaft wird vielmehr klausuliert herangetragen, eigenverantwortlich auf die Gesundheit zu achten. In der *Brigitte* wurde eine Vielzahl rhetorischer Figuren und Formen identifiziert. Kombiniert man die indirekten Botschaften zur Eigenverantwortung der *Brigitte* mit den Theorien von Jäger und Zimmermann (2010: 25) lässt sich Folgendes schlussfolgern: Zwischen den direkt am Diskurs Beteiligten (hier die *Brigitte*-Leserinnen) wird durch die Entschlüsselung der Anspielungen und indirekten Äußerungen Nähe geschaffen, da sie sich auf einen gemeinsamen Wissensfundus stützen und somit „eine gemeinsame Wahrheit" konstruiert wird, die es zu vertreten gilt. Die Entschlüsselung dieser rhetorischen Codes entfaltet somit sowohl einschließende als auch ausschließende Wirkungen. Zur Binnengruppe zählen somit diejenigen Leserinnen, die die Anspielungen verstehen, die anderen hingegen bleiben ausgeschlossen. Gesellschaftliche Tabus lassen sich mit dieser Strategie legitim in Frage stellen, wie es am Beispiel des Artikels „Macht Schlanksein glücklich?" (*Brigitte*, 25, 2014: 158 ff.) ersichtlich wird. Anwendung finden jene rhetorischen Strategien „um das Sagbarkeitsfeld von Diskursen zu erweitern, ohne dass Tabus explizit gebrochen werden" (ebd.: 25).

In beiden Medien erfolgt dabei eine mehr oder minder adäquate Informationsvermittlung über die entsprechenden gesundheitlichen Themenbereiche. Ahrens und Schmeinck (2007) sprechen sich ausdrücklich für eine stärkere Informationsvermittlung aus. So ist Schmeinck (2007: 251) der Ansicht, dass „durch die gezielte Bereitstellung von standardisierten und nutzenrelevanten Informationen (…) die Entscheidung zumindest teilweise auf die Patienten zurückverlagert werden [könne]". In den analysierten Zeitschriften erfolgt genau diese erwünschte Informationsvermittlung. Die *Standardisierung* und *Nutzenrelevanz* sei dabei zunächst dahingestellt, da diese von der Leserschaft zum größten Teil nicht beurteilt werden kann. De facto kann gesagt werden, dass die Medien die Leserinnen und Leser durch Informationsvermittlung und das Aufzeigen (bzw. Kreieren) von Gesundheitsrisiken dazu befähigen, eigenverantwortliche Gesundheitsentscheidungen zu treffen und treffen zu wollen.

Das heißt, die Informationsvermittlung und damit einhergehende Empowermentansätze werden durch die untersuchten Zeitschriften durchaus gefördert und unterstützt. Laut Bröckling (2007: 184) konstituiert jenes planmäßige Einwirken im Sinne eines Empowerments – in diesem Fall durch die argumentativen, rhetorischen und bildlichen Strategien der Medien – einen Modus des Regierens, der dadurch charakterisiert ist, dass alle Interventionen die Fähigkeit zur Selbstregierung steigern sollen. Die Leserinnen und Leser werden dahingehend geleitet, sich als Unternehmer ihrer Selbst aus eigenem Bedürfnis heraus zu regieren. Ihre Gestalt ist dabei durch eine Subjektivierungsarbeit gekennzeichnet, die als Kräfte-Ensemble verstanden wird, welches auf die Einzelnen einwirkt und ihnen nahelegt, sich in spezifischer Weise selbst zu begreifen, ein bestimmtes Verhältnis zur eigenen Person zu pflegen und sich in unverkennbarer Form zu modellieren und zu optimieren (Bröckling 2012: 131). In Bezug auf den Untersuchungsgegenstand dieser Arbeit bedeutet dies, sich optimal und eigenverantwortlich um die Gesundheit zu kümmern. In Erscheinung tritt jene Beobachtung beispielsweise in der *Brigitte* durch die Formulierung: „Gesundheitspolitisch ist es eine Notwendigkeit, sich mehr zu bewegen. Das ist ein diktatorischer Ansatz, klar. Auch die Bedürfnisse ändern sich aber" (*Brigitte*, 24, 2014: 149). Ein Prozess ‚vom Sollen zum Wollen' (Schmidt, 2008) kristallisiert sich heraus, sodass Auszüge wie „Sport ist für mich wie Zähneputzen: ganz selbstverständlich in meinem Wochenablauf integriert und keine Selbstkasteiung der Genussfeindlichkeit, sondern Spaß und ein Bedürfnis" (*Brigitte*, 25, 2014: 161) erahnen lassen, dass sich die Leserinnen und Leser tatsächlich bedürftig nach gesundheitsförderlichen Verhaltensweisen fühlen und aus freien Stücken den gepredigten Ratschlägen folgen. Die Transformation ‚vom Sollen zum Wollen' erkennt auch Pfaller (2012: o.S.), indem er anklagt, dass uns die sozialen Ideale abhandengekommen seien und uns dafür ein perfides Ideal der Vernunft bestimme. Nicht mehr der äußere Druck eines gesundheitsförderlichen Verhaltens, sondern ein innerer Zwang, Vernunft zu beweisen und nicht über die Stränge zu schlagen, beherrsche uns demnach. Gemeint ist hiermit ein effizientes Handeln, permanente Selbstoptimierung und das Vermeiden scheinbar schlechter Dinge lustvollen Charakters (ebd.: o.S.). Jene Gedanken lassen den Interpretationsansatz zu, dass Eigenverantwortung nicht gefordert werden muss, sondern bereitwillig vorausgesetzt werden kann, was sich in den Ergebnissen dieser Arbeit widerspiegelt. In den analysierten Artikeln wird überwiegend nicht die Frage aufgeworfen, ob und inwieweit die Subjekte überhaupt Eigenverantwortung übernehmen möchten – dies wird vorausgesetzt. Ein fremdbestimmtes Sollen transformiert sich in ein selbstdiszipliniertes Wollen (Schmidt 2008: 148 f.). Auf externe Zwänge, Kontrollen und Sanktionen kann dann verzichtet werden, denn die Subjekte verhalten sich von allein nach den vorgeschriebenen Regeln, welche sie gar nicht mehr als solche wahrnehmen, sondern als eigene Bedürfnisse begreifen. „Die Verwandlung der externen Antreiber zum internen Antreiber ist gelungen. Eigenverantwortliche Gesundheitsförderung ist selbst gewählt und selbst gewollt und zur arteigenen Selbstverständlichkeit geworden" (Schmidt, 2008: 149). Folgt man den Theorien Schmidts (2008) und Bröcklings (2007) treffen die in den analysierten Medien gestellten Forderungen nach Eigenverantwortung auf die Bereitschaft diesen nachzukommen und werden nicht auf die Möglichkeit legitimer Ablehnung hinterfragt. Das individualisierte Subjekt, wie es in Kapitel 4.2 ausführlich beschrieben wurde, hat die Gesundheitsnormen internalisiert und agiert als Unternehmer seiner selbst mit dem langfristigen Ziel, seine Attraktivität und Verwertbarkeit für den Markt zu steigern (Bröckling, 2007). Die Schlagworte „Disziplin", „Arbeit", „Aktivität", „Wille" und „Selbstoptimierung" treten insbesondere in der *Men's Health* kontinuierlich in Erscheinung. „Ich versuche die negative Energie in Stärke zu wandeln, indem ich ergründe, was ich besser machen, wo ich dazulernen kann. Die Suche nach Optimierung ist ein Grund, warum es mich interessiert, was Persönlichkeit antreibt" (*Men's Health*, 03, 2014: 5). Hinweise auf die Förderung des unternehmerischen Selbst in Zusammenhang mit der hohen Bedeutungszuschreibung von Leistungsfähigkeit gehen auch aus der Äußerung „'Bedenken Sie dabei, dass Sie freie Zeit brauchen, um langfristig Ihre Arbeitskraft zu sichern'. Eine positive Veränderung ist also auch im Sinne Ihres Chefs, und das sollten Sie ihm klarmachen" (*Men's Health*, 04, 2014: 85) hervor. „Leistungsfähigkeit" als signifikantes Schlagwort für Gesundheit in der *Men's Health* gehe dabei auch mit einer Fehlerkultur einher: „Und falsche Strategien gehören (…) dazu. (…) Und lernen Sie aus Ihrem Fehler" (*Men's Health*, 04, 2014: 85). Hiermit wird die Anleitung zu einem kontinuierlichen Verbesserungsprozess geliefert. Bröckling (2007: 285) fragt in diesem Zusammenhang, wie es möglich sei, sich gegen etwas aufzulehnen, etwas zu kritisieren, dass einem so viel Freiheit zugestehe. Das unternehmerische Selbst darf und soll sogar Fehler machen – um danach noch besser zu werden! Autonomie, Selbstverantwortung, Eigeninitiative und Leistungsbereitschaft respektive „Leistungslust" werden somit zu Eigenschaften, zu denen das Subjekt nicht gezwungen wird, sondern diese vielmehr aufgrund der sanft kalkulierten Heranbringungsweise erfährt und freiwillig ausbaut. Denn zu groß erscheint das Verlangen nach Anerkennung, nach Lob und Selbstbestätigung, das durch sie scheinbar befriedigt werden kann. Freigelegt wird ein System, das weniger versucht durch Strafe und Verbote seine Intention der Gesundheitsregierung voranzutreiben, sondern vielmehr dadurch, dass die Menschen aus eigenem Willen nach den gewünschten Kriterien auf sich einwirken und sich regieren. Duttweiler (2005: 266 f.) führt diesbezüglich an, dass diese Formen der Selbsteinwirkung keinem Modell der Strenge und Kontrolle folgten, sondern der Selbstfürsorge, Verwöhnung und der Selbsterweiterung. Laut ihm werde durch sie ein scheinbar unbegrenzter Möglichkeitsraum zur Entfaltung des eigenen Selbst eröffnet (ebd.: 266 f.). Dieses Gefühl der Selbstentfaltung manifestiert sich unter anderem in der erwünschten Ausübung eines entsprechenden Berufes, welcher voraussetzt, dass Leistung erbracht wird und insbesondere auch vom Subjekt erbracht werden will. Während krankheitsbedingter Ausfallzeiten kann dieses Maß an Leistung nicht bewerkstelligt werden, wodurch jene negativ bewertet, anstatt als notwendige Genesungsphase begriffen wird. Auch in den untersuchten Artikeln wird daran appelliert, das Immunsystem durch gezielte Verhaltensweisen zu stärken, um möglichst schnell wieder leistungsfähig und belastbar zu sein (*Brigitte*, 20, 2014: 118 f.). Auf die Betonung des zügigen Genesungsprozesses wurde bereits in Kapitel 5.1.1 eingegangen. Die Intention, die sich hierhinter verbirgt, lässt sich dahingehend deuten, dass Krankheitszeit eine Zeit der Unproduktivität darstellt, in der weniger als üblich geleistet wird und welche es zu verkürzen gilt. Somit geht es bei den Ratschlägen zur schnellen Genesung weniger darum, sich rasch wieder wohl zu fühlen, sondern vielmehr darum, wieder die alltäglichen Pflichten verrichten zu können. Da jener Artikel hohe Forderungen nach gesundheitlicher Eigenverantwortung stellt, kann geschlussfolgert werden, dass die gesundheitlichen Bemühungen dem Zweck dienen sollen, möglichst schnell wieder den psychischen und physischen Status Quo zu erlangen. Unterstützt wird dies durch den Titel des Berichtes „Kleine Schritte zum Erfolg" (*Brigitte*, 20, 2014: 118). Es erscheint fragwürdig in Sachen Gesundheit von Erfolg zu sprechen, der sich laut des Artikels darin zeige, im Herbst bzw. Winter nicht zu erkranken. Im Umkehrschluss bedeutet dies persönliche Erfolglosigkeit, falls man erkrankt. Ebenso in sämtlichen Botschaften der *Men's Health*, die Leistungsfähigkeit ganz stark mit dem Gesundheitsbegriff verweben, kristallisiert sich deren hohe Bedeutungszuschreibung heraus. So wird hier angeraten, nach einem regelmäßigen Rhythmus zu leben: aufstehen, essen, arbeiten, trainieren und schlafen (*Men's Health*, 12, 2014: 72).

Laut Schmeinck (2007: 249) sei unter Eigenverantwortung die Verantwortung des Individuums zu verstehen, alles, was aus eigener Kraft für die Gesundheit machbar sei, zu unternehmen und sich so zu verhalten, dass Unterstützungsleistungen der Solidargemeinschaft möglichst sparsam beansprucht werden. Hieraus gehen konkrete Anforderungen einer intrasubjektiven Abwägung von Aufwand und Ertrag hinsichtlich gesundheitlicher und finanzieller Ressourcen hervor. In

der *Men's Health* werden jene Tendenzen gestützt, indem beispielsweise angeführt wird: „Im Kampf gegen Kilos hilft (…) eine Art Kosten-Nutzen-Analyse
(…)" (*Men's Heath*, 01, 2015: 105). Diesbezüglich läuft das Individuum Gefahr,
dass sich sein Leben zur „öknomischen Funktion" transformiert, wie bereits
Bröckling (2007: 94) anmerkt. Die Assoziation von Leistungsfähigkeit mit Ge-
sundheit, die insbesondere in der *Men's Heath* in Erscheinung tritt, spiegelt die
Kerngedanken Ahrens' (2007: 244) wider. Er sieht in gesunden Arbeitnehmern
einen entscheidenden Wettbewerbsvorteil für Unternehmen in Deutschland.
Auch die *Brigitte* (24, 2014: 149) schließt sich tendenziell diesen Kerngedanken
an, indem gesagt wird, dass den Arbeitnehmerinnen und Arbeitnehmern mehr
Verantwortung zugesprochen werden solle, da sich dies als vorteilhaft für die
Unternehmen erweise. Die Mitarbeiter seien folglich gesünder und kreativer
(ebd.). Diese Argumente werden vor dem Hintergrund politischer und gesellschaftlicher Lösungen angeführt, die aufgrund volkswirtschaftlicher Folgekosten
durch mangelnde Bewegung entwickelt werden müssten (*Brigitte*, 24, 2014:
150). Die Präsentation volkswirtschaftlicher Argumentationsketten führt dazu,
dass Gesundheit ökonomisiert wird und folglich eine Ökonomisierung des Sozialen (Bröckling, 2007) beobachtet werden kann. Mit dem Sozialen, respektive
dem Lebensbereich, der bislang durch solidarische oder private Organisation
charakterisiert war, sei hier der individuelle Gesundheitszustand gemeint, welcher darüber entscheidet, ob zu einer leistungsorientierten Steigerung des Brut-
tosozialproduktes beigetragen wird oder ob sozialökonomische Folgekosten
verursacht werden. Demnach lässt sich anzweifeln, ob gesundheitliche Eigenverantwortung tatsächlich eigenverantwortliche Gesundheit herbeiführen soll,
oder ob es sich nicht vielmehr um eine eigenverantwortliche Existenzsicherung
handelt. Letztere würde dem eigenverantwortlichen Gesundheitsverhalten sogar
zuwiderlaufen, wenn es bei dem Treffen vermeintlich freier Entscheidungen für
die Gesundheit darum geht, Qualität, Kosten und eigene Bedürfnisse vor dem
Hintergrund einer „wirtschaftlichen Inanspruchnahme" gegeneinander abzuwä-
gen.

Wie wir in 2.3 erfahren haben, kann das Thema Eigenverantwortung gezielt unter ökonomischen Aspekten betrachtet werden. So bezieht sich Schmeinck
(2007) in dem Zusammenhang auf finanzielle, organisatorische, bürokratische
und wettbewerbliche Argumente. Außer Acht gelassen werden hier individuelle
Gesichtspunkte und komplexe, gesellschaftliche Wechselwirkungen, die die
Möglichkeiten einer Verantwortungsübernahme der Individuen bedingen. Glei-
cherweise in der *Brigitte* wird das Individuum als separates „Ich" unabhängig

von seiner Umwelt begriffen, gefordert und beansprucht (*Brigitte*, 07, 2015: 136; *Brigitte*, 8, 2014: 162 ff.; *Brigitte*, 18, 2014: 85;). In jenem Faktum wird, die Kerngedanken von Schmidt (2008: 200) aufgreifend, die Gefahr einer Spreizung zwischen ‚Gesunden‘ und ‚Ungesunden‘, das bedeutet, zwischen ‚Fähigen‘ und ‚Unfähigen‘ konstatiert. Sie spricht von einer ‚benachteiligenden Benachteiligung‘ (ebd.: 200) gesundheitlicher Risikogruppen, die ein geringes Potenzial zu eigenaktiver Optimierung ihrer Gesundheit besäßen. Ihre Bedenken bezüglich eines konkreten Überforderungserlebens der Subjekte allgemein (Schmidt 2008: 201) können jedoch hinsichtlich der Erkenntnisse, die aus dieser Arbeit gewonnen wurden, nicht geteilt werden. Meine Ergebnisse lassen den Interpretationsansatz zu, dass die Ratschläge, die an die Subjekte herangetragen werden, auf eine bereitwillige Empfängnis stoßen. Dies mag jedoch auch darin begründet liegen, dass es sich bei den Leserinnen und Lesern der ausgewählten Medien um eine Zielgruppe handelt, der aufgrund ihres Profils (siehe Kapitel 4.2.2.1 und 4.2.2.2) ein überdurchschnittlicher sozioökonomischer Status zugesprochen wird.

Die volkswirtschaftlich ausgerichteten Perspektiven von Schmeinck und Ahrens (2007), welche sich am Modell des Homo oeconomicus orientieren, finden sich, wie in Kapitel 5 aufgezeigt wurde, zwar in den analysierten Artikeln wieder, doch relevanter mutet die kontextuale Einbettung des gesamten Anforderungskomplexes an, der anhand der diskursanalytischen Ergebnisse herauspräpariert werden konnte. Es erscheint an dieser Stelle zu simpel, den Zeitschriften rein wirtschaftliche und finanziell geleitete Intentionen zu unterstellen. Dem komplexen Wirkungsgefüge der diskursiven Macht würde hiermit kaum ausreichend Rechnung getragen. Einerseits zeigen sich durchaus die hohe Bedeutungszuschreibung der Leistungsfähigkeit und ökonomisch gesteuerte Interessen. Der diskursanalytische Fokus muss jedoch andererseits darauf gelegt werden, dass jene angepriesene Leistungsfähigkeit nicht ausschließlich auf Kosten-Nutzen-Abwägungen beruhen soll, mit denen sich das Individuum nicht identifizieren kann. Vielmehr wird verlangt, ausgetretene Pfade zu verlassen und neue Wege zu gehen (Bröckling 2012: 136 f.; *Brigitte*, 8, 2014: 162 ff.). Das eigenverantwortliche Subjekt im Sinne eines unternehmerischen Selbst präsentiert sich zum einen in der Weise, in der Individuen als Personen adressiert werden und zum anderen in der Richtung, in der sie verändert werden und sich vor allem auch verändern sollen (Bröckling 2012: 132). Vor diesem Hintergrund muss angemerkt werden, dass die Idee des unternehmerischen Selbst somit weit über die Intention einer sorgsamen Kosten-Nutzen-Kalkulation hinausgeht und vielmehr die Verschmelzung von extern herangetragenen Forderungen und intrapersonellen, individuellen Bedürfnissen inkludiert (ebd.: 136).

„Was also sind die Anforderungen an die Unternehmerinnen und Unternehmer ihres eigenen Lebens? Wie wird man ein unternehmerisches Selbst? Unternehmerisch zu handeln, geht keineswegs auf in der Orientierung am Prinzip der Nutzenmaximierung, wie es den Homo oeconomicus des klassisch liberalen Zeitalters kennzeichnete." (Bröckling 2012: 136)

Wie bereits geschildert, bedienen sich beide Zeitschriften kontinuierlich argumentativer Strategien, die direkt oder indirekt auf geschlechtsspezifische Aspekte fokussieren. Dieser Beobachtung liegt möglicherweise die Intention zugrunde, dass die Geschlechtsspezifität ein Merkmal darstellt, zu welchem jedes Subjekt einen Zugang aufweist. Denn mit der Identifikation des Geschlechtes ist jedes Individuum, welches in einer zweigeschlechtlich vorstrukturierten Lebenswelt denkt und agiert, konfrontiert, sodass sämtliche Erkrankungen und diverse Empfehlungen und Hinweise, die geschlechtsbezogene Verbindungsmomente aufweisen, das Subjekt auf eine individuelle und kontextsensitive Weise erreichen. Anhand der gewonnenen Erkenntnisse drängt sich der Verdacht auf, dass Attraktivität, Weiblichkeit respektive Männlichkeit und Fruchtbarkeit bzw. Potenz sowie Aktivität und Sportlichkeit als Leitmotive präsentiert werden, um gesundheitliche Eigenverantwortung zu übernehmen. Die Frage, welche Anforderungen an das Individuum herangetragen werden, kann insofern nicht schwarz-weiß-charakteristisch beantwortet werden, als sich zweierlei Arten von Forderungen konstatieren lassen: direkt kommunizierte und latente. Äußerst komplex gestaltet sich das Wirkungsgefüge des Anforderungsnetzes, welches über die Subjekte geworfen wird, denn durch Themen, die die Leserin bzw. den Leser gezielt berühren und dabei teilweise nur indirekt die Gesundheit als solche kommunizieren, obgleich sie in der genannten Rubrik erscheinen, wird versucht, eine Art Selbstführung der Leserschaft zu bewirken. Konkret ist es – und dies muss ausdrücklich betont werden – das vermittelte Verständnis von Gesundheit, welches dazu führt, dass das eigenverantwortliche Subjekt im eigenen Sinne durch erfüllte Erwartungen an die äußere Erscheinung und Kontrolle über sämtliche Lebensbereiche (*Brigitte*) sowie optische Normenerfüllung, kontinuierliche Disziplin und Leistungsfähigkeit (*Men's Health*), das Bild einer gesunden Person verkörpern möchte. Schmidt & Kolip (2007: 95) merken an, dass das gegenwärtige Gesundheitsideal auf Schlankheit, Leistungsfähigkeit, Fitness und Flexibilität fixiert und dies nicht zufällig passgenau auf den globalen Markt ausgerichtet sei. Die Intention der Medien liegt somit in der Bewirkung einer Einsicht der Individuen, dass das Umsetzen der vorgetragenen Gesundheitsempfehlungen eine Lebensbereicherung darstellt. Dies geschieht strategisch durch die Kommunikation dessen, was die Leserinnen und Leser unter „Gesundheit" verstehen sollen. In jenem Sachverhalt liegt die diskursive Macht des Forschungsgegenstandes begründet. Diese entstehe laut Jäger (1997) dadurch, dass das formierte, subjektive und kollektive Bewusstsein, die Basis für die Wahrnehmung und die Auseinandersetzung mit der Gesellschaft darstelle sowie deren Neugestaltung, Weiterentwicklung und Veränderung bestimme (Jäger 1997: o.S.). Die Wahrnehmung, Auseinandersetzung und folglich auch die Bewertung des eigenen Gesundheitsverhaltens sowie das der Mitmenschen erfolgt somit basierend auf dem formierten Bewusstsein der Individuen und in diesem Fall, auf dem Verständnis von Gesundheit.

In diesem Zusammenhang wird auch die Frage der Schuld aufgeworfen. Laut Bröckling (2007: 93 f.) herrsche das Universalprinzip «Selbst schuld!». Denn wer krank werde, habe sich nicht genug um seine Gesundheit gesorgt und wer Opfer eines Unfalls oder Verbrechens werde, hätte sich mehr um seine Sicherheit kümmern sollen. Folgt man jenen Gedanken, stellen Erkrankungen aufgrund unterlassener Verantwortungsübernahme und unzureichender Gesundheitsbemühungen das betroffene Subjekt in die Schuld (vgl. Kapitel 2.2). Zudem trägt der Risikobegriff, wie er beispielsweise im Artikel „Gefahren wie Sand am Meer" (*Men's Health*, 09, 2014: 32) eindringlich zum Ausdruck kommt, dazu bei, dass Gesundheit zu einer Größe wird, auf die das Subjekt in der Lage ist, Einfluss zu nehmen. Verstärkt wird diese These insbesondere durch das Ergebnis, dass der Fokus der medialen Ratschläge auf verhaltensbedingte Empfehlungen gelegt wird, wohingegen die Verhältnisebene und wechselseitige Abhängigkeiten der Gesundheitsrisiken sowie soziale Möglichkeiten und Limitierungen eine Vernachlässigung erfahren. Jene Ergebnisse bestätigen sich in den Erkenntnissen von Hanses (2010: 90 f.), der anmerkt, dass das Subjekt zunehmend gefordert sei, wodurch in diesem Zusammenhang der Begriff der Eigenverantwortung aufgeworfen werde und ein Perspektivenwechsel weg von der Verhältnishin zur Verhaltensebene zu beobachten sei. Laut ihm stehe der gesunde Bürger, seine Person, sein Verhalten, seine riskanten Lebensstile, sein Wissen und seine Handlungsmuster im Rahmen einer erfolgreichen bzw. erfolglosen Biographiearbeit im Vordergrund der Problembearbeitung des Gesundheitswesens (ebd.: 91).

Die *Brigitte* kommuniziert das Thema der Fertilität in einer Vielzahl der analysierten Artikel im gesundheitlichen Zusammenhang. Aus den argumentativen, strategischen und bildlichen Instrumenten, die Verwendung finden, geht hervor, dass die Gesundheit einer Frau unabdingbar an ihrer Fertilität geknüpft ist. Ist diese nicht vorhanden, wird darüber hinaus ihre Weiblichkeit in Frage gestellt („Bin ich dann noch eine richtige Frau?", *Brigitte*, 9, 2014: 142 ff.). Die geforderten Bemühungen um ein eigenverantwortliches Gesundheitsverhalten zielen hier insbesondere darauf ab, auch optisch das stereotypische Rollenbild der Frau zu repräsentieren (*Brigitte*, 18, 2014: 85 f.). Zum einen wird an die Leserin appelliert, dafür Sorge zu tragen, gesund und fruchtbar zu sein und zum anderen werden ihr die Konsequenzen aufgezeigt, denen sie sich stellen muss, falls diese Bemühungen unterbleiben bzw. misslingen.

Im Vergleich beider Zeitschriften zeigt sich, dass sich die *Brigitte* in einer Vielzahl der Artikel explizit geschlechtsspezifischer Themen annimmt, wohingegen die *Men's Health* keine konkret männerspezifischen Gesundheitsthemen behandelt, sondern kontinuierlich und latent maskuline Aspekte in jeden Artikel einfließen lässt. Auf unterschiedliche Art und Weise transportieren beide Medien die Botschaft, dass eine geschlechtsspezifische Normerfüllung ein äußerst bedeutsames Kriterium für einen anzustrebenden Gesundheitszustand darstelle. Jene Beobachtung muss unter Berücksichtigung des Schlagwortes „Optik", welches in beiden Zeitschriften am häufigsten den Gesundheitsbegriff bestimmt, reflektiert werden. Sowohl in der *Brigitte* als auch in der *Men's Health* werden Erwartungen an die äußere Erscheinung in den Vordergrund gerückt, wie beispielsweise das ‚Lockmittel Haut' in der *Brigitte* (*Brigitte*, 18, 2014: 85 f.). Bereits der Titel „Healthy is the new sexy" (ebd.: 85) lässt erkennen, dass die Zurschaustellung eines idealen Gesundheitszustandes als Statussymbol dient. Es wird festgestellt, dass eine tiefe Bräune oder künstliche Blässe mit umschatteten Augen, wie beim Heroinstil der 90er Jahre, das bedeutet optische Merkmale, die auf einen destruktiven Lebensstil schließen lassen, nicht mehr angesagt seien (ebd.: 85). Jene Botschaft deckt sich mit den Erkenntnissen Lemkes (1997: 249), der anmerkt, dass das moderne Gesundheitsstreben keinem intrinsischen Selbsterhaltungstrieb mehr entspreche, sondern Gesundheit sich vielmehr zu einem Faktor transformiere, der auch in sozialen Beziehungen unter Kosteneffizienzpunkten betrachtet werden könne. Einer gesunden Person wird eine gesundheitsförderliche Lebensweise unterstellt und somit auch persönliche Verantwortungsübernahme und Leistungsfähigkeit. Jene Merkmale einer als wünschenswert kommunizierten Persönlichkeitsstruktur wirken sich unmittelbar auf das berufliche und soziale Leben des Subjektes aus, sodass Gesundheit nicht lediglich als körperlicher und psychischer Zustand zu begreifen ist, sondern für ein ganzheitliches Verständnis deren Konsequenzen hinsichtlich der Vernetzung in das soziale Wirkungsgefüge bedacht werden müssen. Was Bröckling (2007) als Ökonomisierung des Sozialen bezeichnet, tritt hier erneut mittelbar in Erscheinung. Führt man jene Ansätze fort, lässt sich erkennen, dass das Subjekt einem immensen Machtgefüge unterliegt. Bezieht man sich auf Foucault (1983; 1994), so kann diese Macht weniger als Kräfteverhältnis verstanden werden, sondern als eine Art Führung. Brunnett (2007: 177) bezieht sich auf Foucault (1994: 255), indem sie seine Deutung dieser Führung als Vorstrukturierung eines Möglichkeitsfeldes verschiedener Handlungen rezipiert. In Bezug auf die vorliegende Arbeit ist diese Erkenntnis insofern bedeutsam, als in ihren Ergebnissen deutlich zum Ausdruck kommt, dass die untersuchten Medien ein derartiges Moglichkeitsfeld „säen" und „bewässern". Dies geschieht durch die Darlegung diverser Varianten eines gesunden respektive als gesund bezeichneten Verhaltens. Die Leserinnen und Leser können „frei" wählen, für welche Gesundheitsempfehlungen sie sich entscheiden, doch durch die Vorstrukturierung tendieren alle in die die gleiche Richtung, gesundheitsförderlich auf sich einzuwirken. Inwieweit die Subjekte jenes Feld „abernten", das bedeutet, den Empfehlungen folgen, war nicht Gegenstand dieser Arbeit, doch hinsichtlich der bereits thematisierten bereitwilligen Empfängnis der Eigenverantwortungsanforderungen und des Prozesses ‚vom-Sollen zum Wollen' können mögliche Antworten von der Leserin bzw. dem Leser dieser Arbeit abgeleitet werden. Brunnett führt weiter fort, dass die Produktivität des Konzeptes der Gesundheitsregierung darin bestehe, dass es als analytisches Scharnier zwischen Macht bzw. Herrschaft und Subjektivität fungiere. Technologien, mit denen Individuen auf sich selbst gestaltend einwirken auf der einen Seite sowie soziale Machttechnologien auf der anderen könnten so analytisch aufeinander bezogen werden (Foucault, 1984, nach Brunnett 2007: 177). Die hohe Evidenz, die aufgrund des zentralen Stellenwertes von Eigenverantwortung und Autonomie in der neuen Kultur der Gesundheit aus diesem Sachverhalt hervorgeht, wurde bereits in 4.2 erwähnt. Konkret gewinnen diese Theorien an Substanz, wenn man sich die Rolle des Individuums und hier explizit auf die Ergebnisse der vorliegenden Arbeit die Rolle der Leserin bzw. des Lesers verdeutlicht: Die gesundheitliche Daseinsfürsorge bedingt den Erfolg bzw. Misserfolg, den das Subjekt innerhalb seines sozialen Subsystems erfährt. Exemplarisch kann hier angebracht werden, dass ein gepflegtes, den Normen entsprechendes Erscheinungsbild darüber (mit-) entscheidet, ob bzw. was für eine Arbeitsstelle die Person erhält und welche sozialen Kontakte es zu knüpfen vermag. Unter Berücksichtigung der argumentativen Strategien und der ikonographischen Mittel wird in den untersuchten Medien ein Gesundheitsbegriff konstituiert, der insbesondere dadurch gekennzeichnet ist, typische Merkmale der Männlichkeit und Weiblichkeit im Sinne von Fruchtbarkeit und Attraktivität optisch zu repräsentieren. Hieraus lässt sich schließen, dass Gesundheit nicht lediglich als ein Gefühl, ein Wohlbefinden, Schmerzfreiheit und Aktivität begriffen wird, sondern vielmehr auch deren optische Repräsentativität von Belang ist. Jenes Ergebnis widerspricht gänzlich dem Gesundheitsverständnis von Gadamer (1993: 143 f.). Für ihn verberge sich die Gesundheit und trotz aller Verborgenheit trete sie in einem Wohlgefühl hervor, welches uns unternehmungsfreudig, erkenntnisoffen und selbstvergessen sein lasse (ebd.).

Hinsichtlich der Anforderungen, die in Bezug auf die gesundheitliche Eigenverantwortung an die Individuen herangetragen werden, lässt sich zum einen ein spezifischer Erwartungshorizont erkennen, wie er offen kommuniziert und in Kapitel 5 geschildert wurde. Doch für die Beantwortung der Fragestellungen dieser Arbeit stellte sich als bedeutsamer heraus, dass die entscheidende Forderung, die den Leserinnen und Lesern auferlegt wird, darin besteht, ihr Bedürfnisprofil zu überdenken. Mittels der untersuchten argumentativen, strategischen und bildhaften Werkzeuge wird seitens der Zeitschriften latent darauf abgezielt, dass die Individuen ihr Profil dahingehend modifizieren, dass individuelle Bedürfnisbefriedigung einer gesundheitsförderlichen Verhaltensweise entspricht bzw. durch diese erreichbar erscheint. Diese Modifizierung des Bedürfnisprofils erscheint zunächst paradox, da man den Ursprung eines Bedürfnisses im Individuum selbst verankert sieht. Doch begreift man das Bedürfnis als „Sammelbegriff für materielle und nichtmaterielle Dinge oder Zustände, die für Individuen unumgänglich notwendig sind oder von ihnen angestrebt werden (bpb 2015: o.S.)“, wird ersichtlich, welcher Beeinflussbarkeit dieses unterworfen ist. Insbesondere die erlernten Sekundärbedürfnisse beziehen sich auf die soziale Anerkennung, die Selbstachtung und die Selbstverwirklichung (ebd., vgl. Duttweiler, 2005). Somit ist zu beobachten, wie die Medien gezielt eine Verbindung zwischen gesundheitsförderlicher Selbsteinwirkung und Anerkennung, Selbstachtung und Selbstverwirklichung herstellen. Dies geschieht durch die Kommunikation dessen, was die Individuen unter Gesundheit verstehen sollen. Optik, Kontrolle, Disziplin und Leistungsfähigkeit (vgl. Tabelle 2 & Tabelle 4) gehen stark mit den aufgeführten Bedürfnisbezügen einher, sodass das Subjekt latent in eine Lebensart geführt wird, in der es eigenverantwortlich die Gesundheitsnormen mit positiven, gesellschaftlichen und individuellen Auswirkungen assoziiert, internalisiert, ihnen folgt und dabei keinerlei externe Zwänge spürt, sondern eine reine Bedürfnisbefriedigung.

Bezugnehmend auf die Eingangshypothese dieser Arbeit, die besagt, dass die direkte und indirekte mediale Kommunikation von gesundheitlicher Eigenverantwortung zu einer Konstruktion von Gesundheit führt, die durch Leistungsfähigkeit gekennzeichnet ist, so ist anhand der vorliegenden Ergebnisse eine argumentative Umkehrung zu beobachten: Nicht die Kommunikation gesundheitlicher Eigenverantwortung entfaltet somit die zentrale Wirkung, sondern vielmehr beeinflusst die Kommunikation dessen, was die Subjekte unter Gesundheit verstehen sollen, ihr eigenverantwortliches Gesundheitsverhalten. Laut Hanses (2010: 93 ff.) etabliere sich der Trend erfolgreicher Biographiearbeit zugunsten der erwünschten sozial- und gesundheitspolitischen Forderungen und stelle die eigentlichen Bedürfnisse des Individuums in den Schatten. Die Erkenntnisse dieser Arbeit hingegen greifen diese These tangierend auf, indem geschlussfolgert wird, dass die Bedürfnisse nicht in den Schatten gestellt, sondern ganz im Gegenteil in den Fokus gerückt werden, um das darin liegende Machtpotenzial zu nutzen und deren Veränderung zu bewirken. Denn das, was das Individuum aus einem gefühlten eigenen Bedürfnis heraus unternimmt, wird mit hoher Wahrscheinlichkeit am konsequentesten und nachhaltigsten seine Wirkung entfalten.

7 Conclusio

Anhand der diskursanalytischen Untersuchung konnte herausgefunden werden, wie das Thema gesundheitlicher Eigenverantwortung seitens der Zeitschriften *Brigitte* und *Men's Health* direkt und indirekt an die Leserinnen und Leser herangetragen wird und welche Anforderungen in diesem Zusammenhang konkret und latent an sie gestellt werden. Weiterhin wurden Erkenntnisse darüber gewonnen, welches Bild von Gesundheit die ausgewählten Medien konstruieren respektive die Leserinnen und Leser konstruieren lassen. Somit wurde analysiert, welche Wirklichkeit seitens der untersuchten Zeitschriften hinsichtlich Eigenverantwortung und Gesundheit versucht wird zu kreieren. Dadurch, dass im Verlauf der Arbeit Konstruktionsprozesse auf Konstitutionsverhältnisse bezogen wurden, konnte sich dem von Villa (2013: 65) herausgestellten Desiderat, „dass soziale Konstitution und soziale Konstruktion – Diskurse und Praxen – aufeinander verweisen, ohne deckungsgleich zu sein" angenähert werden.

Die medial vermittelten Forderungen nach gesundheitlicher Eigenverantwortung sind insbesondere und offensichtlich in den Kategorien „Ernährung" und „Sport/ Bewegung" grundsätzlich hoch und sinken tendenziell mit zunehmender Schwere einer Erkrankung. Seitens der untersuchten Medien wird davon ausgegangen, dass die Individuen in der Vergangenheit die Gesundheitsnormen internalisiert haben sowie zum gegenwärtigen Zeitpunkt weiterhin verinnerlichen und in selbstunternehmerischer Fasson, bereit sind, auch zukünftig eigenverantwortlich und gesundheitsförderlich auf sich einzuwirken. Jener Konklusion liegen zwei Ergebnisse dieser Arbeit zugrunde: zum einen der zuvor anhand der Kommunikation „veränderter Bedürfnisse" erläuterte Prozess ‚vom Sollen-zum Wollen' (*Brigitte*, 24, 2014: 149); zum anderen die Tatsache, dass die Zeitschriften die Übernahme gesundheitlicher Eigenverantwortung mit einem gesundheitsförderlichen Verhalten gleichsetzen und die aufgeführten Ratschläge keinesfalls hinsichtlich der Möglichkeit diese abzulehnen oder in Frage zu stellen, kommuniziert werden. Der Prozess einer gesundheitsförderlichen respektive gesundheitsabträglichen Umcodierung sämtlicher Verhaltensweisen wird vorausgesetzt. Lediglich bei schwerwiegenden Erkrankungen wird die Verantwortungsabgabe in Betracht gezogen. Die entscheidende und nachhaltige Forderung, die den Leserinnen und Lesern auferlegt wird, besteht jedoch in ihrer eigens initiierten Bedürfnismodifizierung. Die *Brigitte* und die *Men's Health* gehen hierbei, ausgenommen der in Kapitel 5 aufgeführten Unterschiede, im Grunde genommen ähnlich vor. Die untersuchten strategischen, argumentativen und ikonographischen Mittel finden auf unterschiedlichste Art, jedoch zielgerichtet zur Bewusstseinsbildung hinsichtlich des Gesundheitsverständnisses, Verwendung. Optische Merkmale, Kontrolle, Disziplin und Leistungsfähigkeit sowie Fertilität und Potenz determinieren den Bedeutungsgehalt des Konstruktes „Gesundheit". Die Medien liefern somit latent einen limitierten Definitionsspielraum des Gesundheitsbegriffes, sodass sich die Subjekte durchaus frei fühlen eine eigene Definition von Gesundheit konstituieren zu können – eine Konstitution, deren Grundpfeiler von den analysierten Zeitschriften bereitgestellt werden, wodurch eine Vorstrukturierung des Möglichkeitsfeldes (Foucault 1994: 255) in Erscheinung tritt. Jener Tatsache sind sich die Leserinnen und Leser jedoch nicht bewusst. Ein eigenverantwortliches Gesundheitsverhalten im gewünschten Sinne eines gesundheitsförderlichen Verhaltens wird als reine Bedürfnisbefriedigung empfunden, da das Befolgen der angebrachten Ratschläge wohlwollend mit dem Anstreben einer scheinbar ‚individuell' definierten Gesundheit in Einklang gebracht wird. Dieser Aspekt verdeutlicht die diskursive Macht, der das geschilderte Wirkungsgefüge unterliegt. Das Bewusstsein der Leserinnen und Leser wird dahingehend formiert, dass sie ein spezifisches Verständnis von Gesundheit entwickeln. Dieses Gesundheitsverständnis determiniert ihre Bedürfnisse und jene wiederum das individuelle Gesundheitsverhalten. Eigenverantwortung wird somit automatisch und bereitwillig übernommen, was unter dem Deckmantel aus einer Kombination wohlwollender Selbstfürsorge und individuell empfundener Bedürfnisbefriedigung geschieht. Die Übernahme gesundheitlicher Eigenverantwortung im Sinne eines gesundheitsförderlichen Verhaltens mündet in einem freiwilligen Konzept der Selbstführung. Verstärkt wird dieser Prozess durch das Aufzeigen der persönlichen Einflussnahme seitens der Medien, die diverse Risiken und deren Vermeidungsmöglichkeiten kreieren und kommunizieren sowie Empowermentstrategien anwenden. Doch trotz respektive gerade aufgrund aller aufgezeigten Möglichkeiten der gesundheitlichen Verantwortungsübernahme, der Selbstführung und intendierten Forderungen als Unternehmer seiner selbst zu agieren, wird das Subjekt den Ansprüchen kaum gerecht werden können und keine vollständige Bedürfnisbefriedigung erfahren, denn ein unternehmerisches Selbst zu werden „ist etwas, dem niemand entgeht und das zugleich niemandem gelingt" (Bröckling 2012: 135).

Im Hinblick auf die Ergebnisse, die die vorliegende Arbeit liefern konnte, keimen folglich anknüpfende Forschungsfragen auf, welchen im Rahmen der Untersuchung nicht weiter nachgegangen werden konnte. Es wurde untersucht wie Wirklichkeit geschaffen wird und die potenziellen Wirkungen auf das Subjekt rekonstruiert. Folgend bildet sich ein Desiderat hinsichtlich der Kausalität ab, das heißt, im Rahmen einer weiteren Untersuchung müsste der Beziehung zwischen Ursache und Wirkung nachgehen werden. So wäre es interessant, die Motive der untersuchten Zeitschriften genauer zu betrachten bzw. welche Ziele von ihnen neben dem Erreichen hoher Verkaufszahlen verfolgt werden. Wer sind die Sponsoren und inwieweit sind Vertreter der Politik, Werbeträger oder Krankenkassen involviert? Weiterhin wurde der Fokus dieser Arbeit nicht auf die finanziellen Begleitumstände gelegt, sodass weitere Untersuchungen hinsichtlich der Rolle des aktivierenden Sozialstaates in diesem Zusammenhang interessante Erkenntnisse liefern könnten, um den gesundheitlichen Eigenverantwortungsdiskurs noch tiefer zu durchdringen. Darüber hinaus konnten lediglich potenzielle Ursachen diskutiert werden, die die Tatsache begründen, dass die Forderungen nach gesundheitlicher Eigenverantwortung mit zunehmender Schwere und Bösartigkeit der Erkrankung abnehmen bzw. Verantwortungsabgabe hier tendenziell eher legitimiert wird. Nachforschungen, die auf diesem Ergebnis aufbauen, wären insofern sehr aufschlussreich, als jenes Resultat zumindest seitens der Verfasserin der vorliegenden Arbeit nicht erwartet wurde.

Insbesondere hinsichtlich persönlicher Nachgedanken wäre es für mich interessant in Anknüpfung an die Resultate zu untersuchen, wie und inwieweit das Gesundheitsverständnis der Subjekte deren eigenverantwortliches Gesundheitsverhalten im Rahmen des unternehmerischen Selbst konkret beeinflusst bzw. determiniert. Denkbar erscheint hierfür eine Analyse der eigenverantwortlichen Gesundheitsverhaltensweisen in Abhängigkeit vom konkreten Gesundheitsverständnis. In diesem Zusammenhang könnte auch der These des Überforderungserlebens der Individuen von Bettina Schmidt (2008) nachgegangen und Bröcklings (2007) Ansätze des ‚Unternehmers seiner Selbst' vertieft werden. Empirische Erkenntnisse in diesem Forschungsbereich könnten Aufschluss darüber geben, ob ein spezifisches Verständnis von Gesundheit regelhaft mit bestimmten gesundheitlichen Verhaltensweisen assoziiert ist. Jene Ergebnisse erachte ich insofern als zweckdienlich, als sie für gesundheitswissenschaftliche Konzeptionen diverser Art von Gebrauch sein könnten. Präventive, kurative und rehabilitative Programme könnten anhand der Informationen unter Umständen gezielter, nachhaltiger, individueller und eventuell auch lebensbejahender erarbeitet werde. Es wird resümiert, dass die Informationen und Ratschläge der untersuchten Medien durchaus ein Potenzial besitzen, die Leserinnen und Leser in positiver Weise für ihre Gesundheit zu sensibilisieren und die Individuen physisch und mental besser fühlen zu lassen. Die Sinnhaftigkeit einer angestrebten

„Gesundheitsgesellschaft" mit der Mission einer leistungsorientierten Biographiearbeit darf jedoch im Hinblick auf lebensqualitative Aspekte und muss in Anbetracht zukünftiger Entwicklungen kritisch hinterfragt werden. Viele Menschen haben bereits das vorgegebene Gesundheitsparadigma internalisiert, demonstrieren ein hohes Maß an gesundheitlicher Eigenverantwortung und befolgen bereitwillig die derzeit geltenden gesundheitsförderlichen Verhaltensempfehlungen (vgl. Ahrens, Schmeinck, 2007).

Es muss bedacht werden, dass die unverhältnismäßige bis exzentrische Fixierung auf das Abwägen von ‚Gesundheitsförderlichkeit' und ‚Gesundheitsabträglichkeit', von ‚gesund' und ‚ungesund', von ‚unschuldig' und ‚schuldig', von ‚verantwortungsvoll' und ‚verantwortungslos' − letztlich von ‚richtig' und ‚falsch' in einer Lebensart des Homo staticus[7] münden kann. Ersichtlich wird eine Reduktion der Komplexität des Lebens und ein Gewinn an Kontrolle über sämtliche Lebensbereiche der Individuen in einer unüberschaubaren und komplexen Welt. Das kontrollierende auf sich einwirken im Sinne eines unternehmerischen Selbst und das unsagbare Verlangen, seine Gesundheit zu erhalten, sollte demnach immer auch vor dem Hintergrund tatsächlicher Motive wie ‚Leistungsfähigkeit', ‚Dienstbereitschaft' oder ‚Normerfüllung' reflektiert werden und der Bedeutungsgehalt des *individuell* definierten Gesundheitsbegriffes auf seinen Ursprung geprüft werden. Die eigenen Glaubenssätze im Hinblick auf vermeintlich gesundheitsförderliche oder gesundheitsabträgliche Verhaltensweisen kritisch zu hinterfragen, könnte sich womöglich für viele Unternehmer ihrer selbst lebensbereichernd auf den eigenverantwortlichen Umgang mit ihrer Gesundheit und deren Bewertung auswirken. Denn insbesondere für die Konnexion zum eigenen Körper und dem Geist gilt: „Glaube nicht alles, was du denkst" (Katie, 2012).

Auch heute würde sich der Dalai Lama noch überrascht zeigen. Denn es scheint, als würde der Mensch als Unternehmer seiner selbst dahingehend geleitet, dass er seine Gesundheit opfert, um Geld zu machen; sein Geld opfert, um seine Gesundheit wiederzuerlangen und letztlich aufgrund von Zukunftsangst nicht in der Lage ist, die Gegenwart zu genießen. Eigenverantwortlich läuft er Gefahr, in selbstoptimierender Fasson zunächst so zu leben, als wäre er unsterblich und wenn er stirbt, hat er nie wirklich gelebt (in Anlehnung an Dalai Lama, o.J).

---

[7] Die Wortkombination soll sowohl die Unnatürlichkeit und Unmöglichkeit eines statischen Menschen sowie die Unvereinbarkeit von Statik und Humanität verdeutlichen.

8 Literaturverzeichnis

8.1 Fachliteratur

Ahrens, H.-J. (2007). Zwischen Solidarität und Eigenverantwortung. In V. Ulrich, W. Ried, (Hrsg.), Effizienz, Qualität und Nachhaltigkeit im Gesundheitswesen: Theorie und Politik öffentlichen Handelns, insbesondere in der Krankenversicherung - Festschrift zum 65. Geburtstag von Eberhard Wille (1. Aufl.), (S.235-245). Baden-Baden: Nomos Verlag.

Bierhoff, H.-W. et al. (2005). Entwicklung eines Fragebogens zur Messung von Eigenverantwortung. Zeitschrift für Personalpsychologie, 4, 4-18.

Bloch, E. (1985). Das Prinzip Hoffnung. Frankfurt: Suhrkamp.

Bongertz, C., Drimecker, N., Michel, E., Prang, M., Segler, K. (2015). *Men's Health* und die KnowOne AG starten Online-Kooperation. Verfügbar unter: http://www.menshealth.de/men%E2%80%99s-health-und-die-knowone-ag-starten-online-kooperation.33231.htm [06.09.2015]

Bröckling, U., Krasmann, T., Lemke, T. (2000). Gouvernementalität, Neoliberalismus und Selbsttechnologie. Eine Einleitung. In U. Bröckling, S. Krasmann, T. Lemke (Hrsg.), Gouvernementalität der Gegenwart. Studien zur Ökonomisierung des Sozialen (S. 30). Frankfurt a. M.: Suhrkamp.

Bröckling, U. (2000). Totale Mobilmachung. Menschenführung im Qualitäts- und Selbstmanagement. In U. Bröckling, S. Krasmann, T. Lemke (Hrsg.), Gouvernementalität der Gegenwart. Studien zur Ökonomisierung des Sozialen (S. 132-167). Frankfurt a. M.: Suhrkamp.

Bröckling, U. (2002). Jeder könnte, aber nicht alle können – Konturen des unternehmerischen Selbst. Verfügbar unter: http://www.eurozine.com/articles/2002-10-02-broeckling-de.html [09.05.2015]

Bröckling, U. (2007). Das unternehmerische Selbst. Soziologie einer Subjektivierungsform. Frankfurt a. M.: Suhrkamp.

Bröckling, U. (2012). Der Ruf des Polizisten. Die Regierung des Selbst und ihre Widerstände. In R. Keller, W. Schneider , W. Viehöver (Hrsg.), Diskurs – Macht– Subjekt. Theorie und Empirie von Subjektivierung in der Diskursforschung (S. 131-144). Wiesbaden: VS Verlag.

Brunnet,. R. (2007). Foucaults Beitrag zur Analyse der neuen Kultur von Gesundheit. In R. Anhorn, F. Bettinger, J. Stehr (Hrsg.), Foucaults Machtanalytik und Soziale Arbeit. Eine kritische Einführung und Bestandsaufnahme (S. 196-184). Wiesbaden: VS Verlag.

Bundesministerium für Bildung, Wissenschaft, Forschung und Technologie (BMBF) 1997. Definition Gesundheit. Verfügbar unter: http://www.uniklinik-freiburg.de/paed-haematologie/was-wir-tun/vorsorgesprechstunde.html [03.06.2015]

Bundeszentrale für politische Bildung (bpb) 2011. Wie Medien genutzt werden und was sie bewirken. Verfügbar unter: http://www.bpb.de/izpb/7543/wie-medien-genutzt-werden-und-was-sie-bewirken?p=all [30.03.2015]

Bundeszentrale für politische Bildung (bpb) 2015. Bedürfnis. Verfügbar unter: http://www.bpb.de/nachschlagen/lexika/politiklexikon/17162/beduerfnis [23.11.2015]

Bußmann, H.(1990). Lexikon der Sprachwissenschaft. Stuttgart: Kröner.

Department of Medical Ethics and Health Policy - Perelman School of Medicine at the University of Pennsylvania (2012). Harald Schmidt, MA, PhD. Verfügbar unter: http://medicalethics.med.upenn.edu/people/faculty/harald-schmidt [27.08.2015]

Deutsches Referenzzentrum für Ethik in den Biowissenschaften (drze) (2014). Prädikative genetische Testverfahren. Verfügbar unter: http://www.drze.de/im-blickpunkt/praediktive-genetische-testverfahren [26.05.2015]

Duden online (2015). Regel. Verfügbar unter: http://www.duden.de/rechtschreibung/Regel [26.06.2015]

Duttweiler, S. (2005). „Körper, Geist und Seele bepuscheln …". Wellness als Technologie der Selbstführung. In B. Orland (Hrsg.), Artifizielle Körper – Lebendige Technik. Technische Modellierungen des Körpers in historischer Perspektive (S. 266-277). Zürich: Chronos.

Ernst, J., Berger, S., Weißflog, G., Schröder, C., Körner, A., Niederwieser, D., Brähler, E., Singer, S. (2013). Patient participation in the medical decision-making process in haemato-oncology- a qualitative study. Verfügbar unter: http://www.ncbi.nlm.nih.gov/pubmed/23731258 [26.08.2015]

Foucault, M. (1978). Dispositive der Macht. Über Sexualität, Wissen und Wahrheit. Berlin: Merve.

Foucault, M. (1983). Sexualität und Wahrheit. Band 1. Der Wille zum Wissen. Frankfurt a.M.: Suhrkamp.

Foucault (1984). Freiheit und Selbstsorge. Frankfurt a. M.: Materialis.

Foucault, M. (1988): Archäologie des Wissens. Frankfurt a. M.: Suhrkamp.

Foucault, M. (1994). Das Subjekt und die Macht. In H.-L. Dreyfus, P. Rabinow (Hrsg.), Michel Foucault. Jenseits von Strukturalismus und Hermeneutik (2. Aufl.), (S. 243-261). Weinheim: Beltz.

Foucault, M. (2005). Subjekt und Macht. In Ders., Analytik der Macht (S. 250). Frankfurt a. M.: Suhrkamp.

Foucault, Michel (2006). Geschichte der Gouvernementalität II. Die Geburt der Biopolitik. Vorlesungen am Collège de France 1978/1979. Frankfurt a. M.: Suhrkamp.

Fünftes Buch Sozialgesetzbuch (SGB V) (2015). Gesetzliche Krankenversicherung. Erstes Kapitel- Allgemeine Vorschriften (§§ 1-4a). § 1 Solidarität und Eigenverantwortung. Verfügbar unter: https://dejure.org/gesetze/SGB_V/1.html [24.06.2015]

Gadamer, H.-G. (1993). Über die Verborgenheit der Gesundheit. Frankfurt a.M.: Suhrkamp.

G+J Electronic Media Sales GmbH (EMS) (2015). *Brigitte* Leserschaft. Verfügbar unter: http://ems.guj.de/print/portfolio/*Brigitte*/leserschaft/ [06.09.2015]

Greco, M. (2000). Homo Vacuus. Alexithymie und das neoliberale Gebot des Selbstseins. In U. Bröckling, S. Krasmann, T. Lemke (Hrsg.), Gouvernementalität der Gegenwart. Studien zur Ökonomisierung des Sozialen (S. 265-285). Frankfurt a. M.: Suhrkamp.

Großkopf, S. (2012). Diskursanalyse - ein Forschungsbericht über Etablierungsprobleme einer Analysestrategie. Zeitschrift für Qualitative Forschung, 13, 209-233.

Hanses, A. (2010). Gesundheit und Biographie – eine Gradwanderung zwischen Selbstoptimierung und Selbstsorge als gesellschaftliche Kritik. In B. Paul, H. Schmidt-Semisch (Hrsg.), Risiko Gesundheit. Über Risiken und Nebenwirkungen der Gesundheitsgesellschaft (S. 89-103). Wiesbaden: VS Verlag.

Hurrelmann, K. (2006). Gesundheitssoziologie. Weinhein/ München: Juventa.

Illich, I. (1995). Die Nemesis der Medizin: Die Kritik der Medikalisierung des Lebens (4. Aufl.). München: Beck.

Jäger, S. (1997). Bemerkungen zur Durchführung von Diskursanalysen. Vortrag auf der Tagung "Das große Wuchern des Diskurses. Der Diskurs als unberechenbares Ereignis" am 3. und 4.7.1997 in der Universität GH Paderborn. Verfügbar unter: http://www.diss-duisburg.de/Internetbibliothek/Artikel/Durchfuehrung_Diskursanalyse.htm [23.06.2015]

Jäger, M., Jäger, S.(2007). Deutungskämpfe. Theorie und Praxis Kritischer Diskursanalyse. Wiesbaden: VS Verlag.

Jäger, S., Zimmermann, J. (2010). Lexikon Kritische Diskursanalyse. Eine Werkzeugkiste. Münster: UNRAST-Verlag.

Katie, Byron (2012). Glaube nicht alles, was du denkst. Körper Geist Seele (KGS). Verfügbar unter: http://www.kgsberlin.de/archiv/eintrag/art76766.html [22.12.2015]

Keller, R. (2011). Diskursforschung. Eine Einführung für SozialwissenschaftlerInnen (4. Aufl.). Wiesbaden: VS Verlag.

Kickbusch, I. (2006). Die Gesundheitsgesellschaft. Megatrends der Gesundheit und deren Konsequenzen für Politik und Gesellschaft. Gamburg: Verlag Gesundheitsförderung.

Labisch, A. (1992). Homo Hygienicus. Gesundheit und Medizin in der Neuzeit. Frankfurt/New York : Campus-Verlag.

Leicht, R. (2004). Das Prinzip Zahnbürste. Die Zeit (Zeit Online Politik). Verfügbar unter: http://www.zeit.de/2004/01/Das_Prinzip_Zahnbuerste/komplettansicht [16.01.2016]

Lemke, T. (1997). Eine Kritik der politischen Vernunft. Foucaults Analyse der modernen Gouvernementalität. Hamburg: Argument.

Link, J. (1996). Versuch über den Normalismus. Wie Normalität produziert wird. Opladen: West-deutscher Verlag.

Marstedt, G. (2007). Die neue Gesundheits-Ideologie - Eine Analyse der Botschaften in der Zeitschrift "*Men's Health*". Verfügbar unter:

http://www.forum-gesundheitspolitik.de/artikel/artikel.pl?artikel=0808 [04.03.2015]

Mazdumar, P. (2004). Der Gesundheitsimperativ. In Widerspruch – Münchner Zeitschrift für Philosophie, 24/42, 11-24.

Motor Presse Stuttgart (2015a). Spezialisiert auf Leidenschaft. Kurzbeschreibung Men`s Health. Verfügbar unter: http://www.mps- anzeigen.de/sixcms/media.php/202/MENSHEALTH_D_2015-s.pdf [06.09.2015]

Motor Presse Stuttgart (2015b). mps-Anzeigen.de. Verfügbar unter: http://www.mps-anzeigen.de/de/publikation/men-s-health-print/5669 [27.09.2015]

Parsons (1951). The Social System. New York: The Free Press.

Parsons, T. (1958). Struktur und Funktion der modernen Medizin. Eine soziologische Analyse. In R. König, M. Tönnesmann (Hrsg.), Probleme der Medizin-Soziologie (S. 10-57). Sonderheft 3 der Kölner Zeitschrift für Soziologie und Sozialpsychologie. Köln: Westdeutscher Verlag.

Parsons, T. (1968). Definitionen von Gesundheit und Krankheit im Lichte der amerikanischen Werte und der Sozialstruktur Amerikas. In Ders. (Hrsg.), Sozialstruktur und Persönlichkeit (S. 323-366). Frankfurt a. M.: Europäische Verlagsanstalt.

Pfaller, R. (2012). Genuss ist politisch. ZEIT Campus Nr. 06/2012. Verfügbar unter: http://www.zeit.de/campus/2012/06/robert-pfaller-philosophie-genuss/komplettansicht [27.05.2015]

Rose, Nikolas (1999). Powers of freedom: reframing political thought. Cambridge: Cambridge University Press.

Schmidt, B., Kolip, P. (2007). Gesundheitsförderung im aktivierenden Sozialstaat. Präventionskonzepte zwischen Public Health, Eigenverantwortung und Sozialer Arbeit. Weinheim und München: Juventa.

Schmidt, B. (2008). Eigenverantwortung haben immer die Anderen: Der Verantwortungsdiskurs im Gesundheitswesen. Bern: Hans Huber.

Schmidt, H. (2009). Just Health responsibility. Norman Daniels Symposium. Verfügbar unter: http://jme.bmj.com/content/35/1/21.full.pdf+html [26.08.2015]

Schmidt-Semisch, H., Hehlmann, T. (2014). Sociology in Public Health Vs. Sociology of Public Health. Seminarmanuskript der Veranstaltung Gesundheit und Gesellschaft, VAK 11-M56-1-M2-1, WS 2013/2014.

Schmeinck, W. (2007). Mehr Eigenverantwortung im Gesundheitswesen - Leerformel oder echte Chance? In V. Ulrich, W. Ried (Hrsg.), Effizienz, Qualität und Nachhaltigkeit im Gesundheitswesen: Theorie und Politik öffentlichen Handelns, insbesondere in der Krankenversicherung - Festschrift zum 65. Geburtstag von Eberhard Wille (1. Aufl.), (S.247-262). Baden-Baden: Nomos Verlag.

Schorb, F., Schmidt-Semisch, H. (2012). Die Problematisierung gesundheitlicher Risiken. In A. Hanses, K. Sander (Hrsg.), Interaktionsordnungen. Gesundheit als soziale Praxis. Wiesbaden: VS Verlag.

Schröder, H. (2009). Healthismus und Wellness. In J. Bengel, M. Jerusalem (Hrsg.), Handbuch der Gesundheitspsychologie und Medizinischen Psychologie (S. 484-494). Göttingen: Hogrefe.

Socialnet GmbH (2015). Empowerment - Potenziale nutzen. Verfügbar unter: http://www.empowerment.de/ [12.05.2015]

Springer-Gabler Wirtschaftslexikon (2015). Stichwort: Neoliberalismus. Verfügbar unter:
http://wirtschaftslexikon.gabler.de/Archiv/10396/neoliberalismus-v6.html [21.05.2015]

Udem, Peter (2015a). Redensarten-Index. "als Aushängeschild für etwas dienen". Verfügbar unter: http://www.redensarten-in-dex.de/suche.php?suchbegriff=aush%C3%A4ngeschild&bool=relevanz&g awoe=an&suchspalte[]=rart_ou&suchspalte[]=rart_varianten_ou [30.08.2015]

Udem, Peter (2015b). Redensarten-Index. "ueber die Straenge schlagen". Verfügbar unter:http://www.redensarten-in-dex.de/suche.php?suchbegriff=~~ueber+die+Straenge+schlagen&suchspalt e[]=rart_ou [30.07.2015]

Versicherungsmagazin.de (2014). Definition: Moral Hazard. Verfügbar unter: http://soziologieblog.hypotheses.org/5297 [23.02.2015]

Villa, P.-I. (2012). Judith Butler: Eine Einführung (2. Aufl.). Frankfurt/ New York: Campus Verlag

Villa, P.-I. (2013). Subjekte und ihre Körper. Kultursoziologische Überlegungen. In J. Graf, K. Ideler, S. Klinger (Hrsg.), Geschlecht zwischen Struktur und Subjekt (S. 59-78). Opladen: Verlag Barbara Budrich.

Waller, H. (2006). Gesundheitswissenschaften. Eine Einführung in Grundlagen und Praxis (4. Aufl.). Stuttgart: Kohlhammer.

WHO (2014). Verfassung der Weltgesundheitsorganisation (1946). Stand vom 8. Mai 2014.

Wirtschaftslexikon24com (2015). Neoliberalismus. Verfügbar unter: http://www.wirtschaftslexikon24.com/d/neoliberalismus/neoliberalismus.ht m [21.05.2015]

8.2 Zeitschriftenartikel des Datenkorpus

Brigitte

Brigitte (01, 2014): Ohio State University: „Zahlen bitte", in: *Brigitte*, 01/2014, S. 130.

Brigitte (04, 2014): American College of sports medicine: "Zahlen bitte", in: *Brigitte* 01/ 2014, S. 135.

Brigitte (05, 2014): o.A.: „Weniger Druck machen", in *Brigitte*, 05/ 2015, S. 131.

Brigitte (06, 2014): o.A.: „Diese Hormone beeinflussen Ihren Stoffwechsel – Aber Sie sind ihnen nicht ausgeliefert, sondern können sie steuern", in *Brigitte* 06/ 2014, S. 116-117.

Brigitte (08, 2014): Förster, C.: „Warum Sie jetzt den Weg verlassen sollten", in: *Brigitte*, 06/ 2014, S. 162-165.

Brigitte (09, 2014): Schicht, K.: „Bin ich dann noch eine richtige Frau?", in: *Brigitte*, 09/ 2014, S. 142-145.

Brigitte (11, 2014): Viegener, U.: „Schmerzhafter Auftritt", in: *Brigitte*, 11/ 2014, S. 140.141.

Brigitte (14, 2014): Kunstmann, A.: Verdammt laut hier!", in *Brigitte*, 14/ 2014, S. 131-132.

Brigitte (17, 2014): Stohn, D.: „Kann man am Bauch abnehmen?", in *Brigitte*, 17/ 2014, S. 140-141.

Brigitte (18, 2014): Lötters, N.: „Gesund ist das neue sexy", in *Brigitte*, 18/ 2014, S. 85-86.

Brigitte (20, 2014): o.A.: „Kleine Schritte zum Erfolg", in *Brigitte* 20/ 2014, S. 118-119.

Brigitte (21, 2014): Brügge, M.: „Superfood – Supergut?", in *Brigitte*, 20/ 2014, S. 138-141.

Brigitte (22, 2014): Helfrich, D.: „Der neue Pillen-Knick", in: *Brigitte*, 22/ 2014, S. 148-149.

Brigitte (23, 2014): Stohn, D.: „Ich bin dann mal clean", in: *Brigitte*: 23/ 2014, S. 150-151.

Brigitte (24, 2014): Kirig, A. inteviewt von Stohn, D.: „Bewegung und Job sind das neue Team", in *Brigitte*, 24/ 2014, S. 148-151.

Brigitte (24, 2014): Hoffmann, S.: „Wenn der Körper plötzlich männlich wird", in: *Brigitte*, 24/ 2014, S. 152-153.

Brigitte (25, 2014): Stohn, D.: „Macht Schlanksein glücklich?", in *Brigitte*, 25/ 2014, S. 158-161.

Brigitte (25, 2014): Tisch, M. interviewt von Kunstmann, A.: „Und schon wieder vershnupft", in *Brigitte*, 25/ 2014, S. 162-165.

Brigitte (26, 2014): Meschede, E.: „Wir haben da was entdeckt…", in: *Brigitte*: 26/ 2014, S. 158-161.

Brigitte (07, 2015): Frankenbach, T. interviewt von Stohn, D.: „Wie groß war meine Lust auf das, was ich gegessen habe?", in *Brigitte*, 07/ 2015, S. 136-139.

Men's Health

Men's Health (01, 2014): Rieder, R.: „Das süße Gift", in *Men's Health*, 01/ 2014, S. 86-90.

Men's Health (02, 2014): Helfrich, D.: „Wer länger sitzt, ist früher tot", in: *Men's Health*, 02/ 2014, S. 90-94.

Men's Health (03, 2014): Stenglein, M.: „Antriebskraft- Haben Sie auch einen inneren Kritiker?", in: *Men's Health*, 03/ 2014, S. 5.

Men's Health (04, 2014): Rieder, R.: „Erleuchtung für die Birne", in: *Men's Health*, 04/ 2014, S. 84-85.

Men's Health (05, 2014): Leicht, L.: „Das hält ewig!", in: *Men's Health*, 05/ 2015, S. 82-83.

Men's Health (07, 2014): Janz, T. interviewt von Kiurina, P.: „Runter vom Sofa, ab aufs Bike!", in: *Men's Health*, 07/ 2014, S. 35.

Men's Health (08, 2014): Rieder, R.: „Nur einer holt den Pott!", in: *Men's Health*, 08/ 2014, S. 92-93.

Mens's Health (09, 2014): Marstatt, J.: „Gefahren wie Sand am Meer", in: *Men's Health*, 09/ 2014, S. 32.

Men's Health (10, 2014): o.A.: „Das könnte eng werden", in: *Men's Health*, 10/ 2014, S. 70-72.

Men's Health (11, 2014). Helfrich, D.: „Das Leben auf der Kippe", in: *Men's Health*, 11/ 2014, S. 70-72.

Men's Health (12, 2014): Gehrke, K., Rieder, R.: „Da kriegt man ja kein Auge zu!", in: *Men's Health*, 12/ 2014, S. 70-72.

Men's Health (01, 2015): Giesler, G.: „Hier ist die Pommes-Diät", in: *Men's Health*, 01/ 2015, S. 104-106.

Men's Health (02, 2015): Helfrich, D.: „Kehl-Kampf", in: *Men's Health*, 02/ 2015, S. 72-73.

Men's Health (06, 2015): Jenssen, H.: „Dieser Sommer wird nicht so übel", in: *Men's Health*, 06/ 2015, S. 78-80.

9 Anhang

Anhang 1 Grobanalyse *Brigitte*

Eigenverantwortung ↑

Eigenverantwortung ↓

Eigenverantwortung =

▯ = geeignet für Feinanalyse (6)   10,14,15,17,18,19   OK = Oberkategorie (Ernährung, Sport/ Bewegung, Geschlecht, Sonstige)

	Quelle, Ausgabe, Rubrik, Seite, Autor/in	Thema	Titel/ Art des Artikels	Auswahlkriterien/ Stichworte	Message zu Eigenverantwortung Anforderungen an die Individuen	Gesundheitsbegriff
1	*Brigitte*, 1, 2014, Balance, S. 130, Ohio State University OK Ernährung	Kalorien-verbrauch	„Zahlen bitte"/ Info-Kurztext	Essverhalten unter Kontrolle	Fettreich essen und entspannt dabei sein würde mehr Kalorien verbrennen; doch kann man „Entspanntsein" sehr beeinflussen? Verhältnisse wichtig, eine ängstliche und gestresste Mahlzeiteneinnahme würde insgesamt 104 Kalorien weniger verbrennen; Pro Eigenverantwortung: Kontrollierte Mahlzeiteneinnahme mit Emotionskontrolle, d.h. vordefinierte Empfindungen sind angeraten	- Entspannt, angstfrei, stressfrei sein Dadurch sei der Kalorienverbrauch höher und ein schlanker Körper zu erreichen → **Optik**
2	*Brigitte*, 4, 2014, Fit Trends, S. 135,	Gute Laune Tipps	„Zahlen bitte" Kurzer Infotext	Verknüpfung: Training und gute Laune, Stimmung würde	12 Stunden Endorphinausschüttung durch Sport, gute Laune, „Am besten jeden Tag trainieren und	- Trainiert und gut gelaunt → **Optik**

	Quelle, Ausgabe, Rubrik, Seite, Autor/in	Thema	Titel/ Art des Artikels	Auswahlkriterien/ Stichworte	Message zu Eigenverantwortung Anforderungen an die Individuen	Gesundheitsbegriff
	American College of sports medicine OK Sport/ Bewegung			steigen, mit Quellenangabe: American college of sports Medicine= Wissenschaftlichkeit soll betont werden um Glaubwürdigkeit zu steigern: an die Individuen Druck, Sport zu treiben und dann sei gute Laune garantiert	zur Stimmungskanone werden!"(S.135) Druck: schlechte Laune aufgrund von Sport- und Bewegungsmangel	→ **Stimmung**
3	*Brigitte*, 5, 2014, Gesundheit (Trends), S.131, o.A. OK Sonstige	Gefäßschutz	„Weniger Druck machen" Kurzer Infotext	Ohne direkte Aufforderung, Ratschlag: Salzreduktion (da sonst Gefahr von Bluthochdruck) Gesundes besser als Fertigprodukte	- Salzkonsum reduzieren - Weniger Fertigprodukte - Mehr Kalium - (Nüsse, Pilze, Hülsenfrüchte) - Gesundes konsumieren - Man kann sein Gefäßsystem aktiv schützen - Eher der Rat, achtsam zu sein anstatt eigenverantwortlich	- Gefäße fit, Achtsam sein → **Achtsamkeit**
4	*Brigitte*, 6, 2014, Gesundheit, S. 116-117, o.A, OK Geschlecht	Hormone und Stoffwechsel	„Diese Hormone beeinflussen Ihren Stoffwechsel – Aber Sie sind ihnen nicht ausgeliefert, sondern kön-	- Selbst - Steuern - Beeinflussen - Sorgen	„Bewegen Sie sich!" Leptin (Hormon) Sättigungshormon (S. 116) „Es ist auch sinnvoll, weniger Wurst, Backwaren und Chips zu essen, denn sie enthalten viele gesättigte Fettsäuren."	Hormonelles Gleichgewicht Kontrolle über diverse körperliche Prozesse, die hormonell bedingt sind, - Einflussnahme, Aktivität, Selbstoptimierung → **Kontrolle**

	Quelle, Ausgabe, Rubrik, Seite, Autor/in	Thema	Titel/ Art des Artikels	Auswahlkriterien/ Stichworte	Message zu Eigenverantwortung Anforderungen an die Individuen	Gesundheitsbegriff
			nen sie steuern" Informationen (Wirkung der Hormone) und Ratschläge (deren Beeinflussung)		„Lassen Sie die Finger von Süßigkeiten, Zucker und Softdrinks und setzen sie auf Vollkornprodukte." (S. 116) i.B.a. Insulinbalance „Ausreichend Schlaf, Sport, Bewegung, Entspannung (…)" bremsen Cortisol (S. 117) I.B.a. Wachstumshormon „Ernähren Sie sich proteinreich." (S. 117) Hormone und Stoffwechsel seine beeinflussbar durch diverse Verhaltensweisen Viele Imperative: Bewegen Sie… Lassen Sie… Ernähren Sie… Stetige Wiederholung in den Einzelkapitel: „So können Sie es beeinflussen" Keine Evidenzquellen Ikonographische Mittel: Bild oben links: Blonde Frau strahlend im Gras Message: Sie sind den körperlichen	

	Quelle, Ausgabe, Rubrik, Seite, Autor/in	Thema	Titel/ Art des Artikels	Auswahlkriterien/ Stichworte	Message zu Eigenverantwortung Anforderungen an die Individuen	Gesundheitsbegriff
					Prozessen nicht ausgeliefert, sondern können sie aktiv steuern, Pro Einflussnahme und Verantwortungsübernahme	
5	*Brigitte*,8 2014, Gesundheit, S. 162-165, Christo Förster OK Sport/ Bewegung	Trail-Running (Joggen abseits der Wege)	„Warum Sie jetzt den Weg verlassen sollten" Infotext	Mit sich selbst eins sein, sich auf sich konzentrieren, eigenverantwortliche Selbstoptimierung durch intensives In-sich-Hineinhören - Positiv bewertet werden - Neuentdeckungen - Neue Herausforderungen - Sich selbst neu entdecken	Eigenverantwortung im Sinne sich neu zu entdecken, neue Herausforderungen und Optimierungen „Wer immer nur tut, was er schon kann, bleibt immer der, der er schon ist." (Zitat von Henry Ford zit. N. *Brigitte*, S. 165) In Zwischenüberschriften: „Weil <u>Sie</u>… -neu entdecken -besser drauf sind -natürlicher laufen -saubere Luft atmen -besser abschalten können -sich austesten = Sie, Sie, Sie, d.h. rein das Verhalten wird fokussiert und weniger die Verhältnisse	Kraft, Neues zu wagen und Offenheit= Gesundheit → **Offenheit**
6	*Brigitte*, 9 2014, Gesundheit, S. 142-145, Katharina Schicht OK Geschlecht	Gebärmutterentfernung	„Bin ich dann noch eine richtige Frau?" Erfahrungsbericht	Entscheidung über Entfernung der Gebärmutter, wenn sie Beschwerden verursacht Ikonographische Mittel:	Eigenverantwortung hoch, denn es gilt Fragen zu beantworten: Wann, ob, wie eine Gebärmutterentfernung: es wird geraten, sich für die Entscheidung viel Zeit zu lassen- wohl überlegt und durchdacht (Verantwortung für das eigene Leben	Attraktivität, Weiblichkeit, Fruchtbarkeit= Gesundheit und vorhandene Gebärmutter : Identifikation als Frau, Kontrolle über Weiblichkeit → **Kontrolle**

	Quelle, Ausgabe, Rubrik, Seite, Autor/in	Thema	Titel/ Art des Artikels	Auswahlkriterien/ Stichworte	Message zu Eigenverantwortung Anforderungen an die Individuen	Gesundheitsbegriff
				Frauenbauch bzw. Unterleib mit Pflanzen umwachsen: Steht für Natürlichkeit, Fruchtbarkeit, Weiblichkeit und Gesundheit, Norm und Ideal	übernehmen)	
7	*Brigitte*, 11 2014, Gesundheit, S. 140-141, Ulrike Viegener OK Sonstige	Fersensporn	„Schmerzhafter Auftritt" Infobericht	Eigenverantwortung ↑↓ Bei hartnäckigen Schmerzen Eigenverantwortung ↓ (Externe Hilfe ok, dies jedoch sehr selten) Dennoch, wenn es noch nicht so ausgeprägt ist: Eigenverantwortung↑ „Das A und O der Behandlung sind allerdings Dehnübungen." (S. 140)	Forderung nach Eigenverantwortung ausgegelichen; Ursache sowohl genetisch, d.h. durch Fußanatomie (Knick-, Senkfuß) als auch verhaltensbedingt, ursächlich: Joggen auf Asphalt, bestimmte Schuhe tragen, Übergewicht =Ausgleich in der Ursachenforschung hier; Hilfe: Stoßwellen, Röntgenstrahlen, OP, in schweren Fällen eigenverantwortliche Maßnahmen der Verhaltensänderung nicht angeraten	Fußwohl → **Schmerzfreiheit**
8	*Brigitte*, 14 2014, Gesundheit, S. 131-132, Antje Kunstmann	Lärm	„Verdammt laut hier!" Informationstext	Ikonographische Mittel: In bunt gedruckt und extra groß im Text: „Lärm ist Stress, vor allem nachts"	Eigenverantwortung ↑ Es wird ein „fehlendes Lärmbewusstsein" unterstellt (S. 132) Tipps gegeben: - Bei Konzerten sollen Ohrstöpsel getragen werden und danach Ru-	Wenig Stress, Ruhe, Erholung, Ausgeglichenheit, Achtsamkeit, Lärmbewusstsein, Sensibilisierung auf Umweltreize

Quelle, Ausgabe, Rubrik, Seite, Autor/in	Thema	Titel/ Art des Artikels	Auswahlkriterien/ Stichworte	Message zu Eigenverantwortung Anforderungen an die Individuen	Gesundheitsbegriff
OK Sonstige			„Wer denkt schon an seine Lärmbilanz?" Diverse Studienbelege	he gegönnt werden - Nachts beim Schlafen Fenster zu - Beschwerden richten bei Lärmbelästigung - Informationen holen über lokale Lärmaktionspläne Eigenverantwortlich soll ein Lärmbewusstsein entwickelt werden Eigenverantwortung ↓ Auch Stadt, Infrastruktur, Verkehrsverbände, Bundesregierung werden in die Verantwortung gezogen, d.h. auch Verhältnisse beachtet- Jedoch wird auch hier erwähnt eigenverantwortlich aktiv werden zu können: „Auch Fahrzeuge mit Elektromotor würden den Verkehr beruhigen, sind vielen aber zu teuer und zu inflexibel" (S. 132).	→**Ruhe und Wohlbefinden**
9	*Brigitte*, 17 2014, Fitness, S. 140-141, Daniela Stohn OK Geschlecht	Gewichtsabnahme (Präsentation einer hormonellen Methode aus	„Kann man am Bauch abnehmen?"	Es sei problematisch an bestimmten Stellen abzunehmen. Bei der Methode wird der Hormonstatus individuell geprüft (Subjektivie-	Eigenverantwortung↑ Hormonbalance gestört= Ursache für Übergewicht Verantwortlich: Lebensstilbedingte Faktoren (Stress und Ernährung) Doch es wird nicht geschaut, wie komplex die Situation der betroffe-	Hormonelles Gleichgewicht, Optik, flacher Bauch Disziplin, Kontrolle und Verantwortungsübernahme → **Optik, Disziplin, Kontrolle**

Quelle, Ausgabe, Rubrik, Seite, Autor/in	Thema	Titel/ Art des Artikels	Auswahlkriterien/ Stichworte	Message zu Eigenverantwortung Anforderungen an die Individuen	Gesundheitsbegriff
	den USA, um am Bauch abzunehmen = Biosignature-Methode)		rung) und die Hautfalten werden gemessen; Bei Frauen seien Bauch und Oberschenkel problematisch zu formen. Die Cortisol- und Östrogenwerte seien ZU hoch. „Teilweise seien diese bedingt durch Stress und den Verzehr von Fertigprodukten aus Plastikverpackungen oder von hormonell bearbeiteten Lebensmitteln wie Fleisch aus Massenzucht" (S. 141). Diskursverschränkung: Lebensmittelindustrie Aber es wird auch erwähnt, dass der Erfolg der neuen Methode wissenschaftlich nicht bewiesen sei.	nen Personen ist, Stress wünscht sich keiner, aber nicht jeder besitzt die Ressourcen ihn zu vermeiden bzw. ausgleichende Maßnahmen zu ergreifen **Es ginge nicht nur um das Abnehmen, sondern auch um eine Veränderung des Lebensstils und darum, Zusammenhänge zu erkennen zwischen Ernährung, Umweltgiften, Stress und Fetteinlagerungen→** Bezug Brunnett (2007) Geforderte Gesudheitskompetenz, die von den Individuen verlangt wird	

	Quelle, Ausgabe, Rubrik, Seite, Autor/in	Thema	Titel/ Art des Artikels	Auswahlkriterien/ Stichworte	Message zu Eigenverantwortung Anforderungen an die Individuen	Gesundheitsbegriff
10	*Brigitte*,18 2014, Beauty, S. 85-86, Nicole Lötters OK Sonstige	Hautgesundheit	„Gesund ist das neue sexy" Informationsbericht	Die gesunde Haut sei das Aushängeschild (Ich habe eine gute Haut, ich bin gesund) Gesundheit und Optik als Aushängeschild um im Leben voranzukommen und von der Gesellschaft als leistungsfähig, den Partner attraktiv	„Healthy is the new sexy" (S. 85) Sport, Ernährung, Meditation, Information= Bewusste Gesundheitsvorsorge und -fürsorge immer bedeutender für junge Menschen, gesund auszusehen= Statussymbol (siehe auch Brunnett , 2007, 174), kein destruktiver Lebensstil erwünscht „Moden wie tiefe Bräune oder künstliche Blässe mit umschatteten Augen wie beim Heroin-Stil' der späten 90er Jahre sind nicht mehr angesagt, da sie auf einen destruktiven Lebensstil schließen lassen." Aufgeworfen wird die Schuldfrage, ein gesunder Lebensstil ist vorbildlich und erwünscht (Schmidt, 2008, Schmidt-Semisch & Schorb, 2012) Eigenverantwortung↑ Entscheidend für die Hautgesundheit sei ein gesunder Lebensstil. Nikotingenuss, Schlafmangel, Alkohol und belastete Nahrungsmittel hätten negative Auswirkungen	Gesundheit, Optik, Aushängeschild; rein oberflächliches Bild von Gesundheit Äußerung, schön sein hätte heute viel mit Typsein und einem gesunden, natürlichen Äußeren zu tun Gesundheit manifestiere sich in Schönheit → **Optik**

	Quelle, Ausgabe, Rubrik, Seite, Autor/in	Thema	Titel/ Art des Artikels	Auswahlkriterien/ Stichworte	Message zu Eigenverantwortung Anforderungen an die Individuen	Gesundheitsbegriff
11	*Brigitte*, 20 2014, Dossier, S. 118-119, o.A. OK Sonstige	Fit in den Herbst- Abwehr- kräfte, Immun- system	„Kleine Schritte zum **Erfolg**" (Erfolg fett gedruckt, fragwürdig in Sachen Ge- sundheit von Erfolg zu spre- chen, hier im Sinne von Erfolgreichsein , wenn man im Herbst bzw. Winter nicht erkrankt, aber vielleicht ge- hört das doch auch dazu?) **Tipps in An- schluss an ei- nen Gesund- heitscheck bzgl. der Ab- wehrkräfte**	Den Körper richtig [winterfest] machen= den Körper MA- CHEN Aktive Gestaltung	Ratschläge in Sachen Aktivität, Ruhe und Ernährung (S. 118, 119) Aus- dauertraining (Joggen, Radfahren und Schwimmen) halbiere das Infek- tionsrisiko und verkürze falls bereits erkrankt die Leidenszeit (Um wieder schneller gesund und leistungsfähig zu sein) Eigenverantwortung↑ Das Immunsystem stärken durch gezielte Verhaltensweisen um schnell wieder fit zu sein, Leistung zu bringen, keine Krankheitszeit akzeptieren, aktiv gegensteuern- Frage: Was ist so tragisch an einer Erkältung? Arbeitsausfall?	Fit sein und Leistungsfähig- keit erhalten, schnell regene- rieren → **Leistungsfähigkeit**
12	*Brigitte*, 21 2014, Balance, S. 138- 141, Markus Brügge OK Ernährung	Nah- rungsmitt elhype, ewiger Mythos,	„Superfood – Supergut?" Infobericht; Expertenrat- schläge (DGE)	Man sollte nicht auf Superfood- Deklarierungen rein- fallen Auffällig: Platzierung	Wichtig sei es, nicht alles zu glau- ben, Eigenverantwortung hoch, alles kritisch hinterfragen, auf alt Bewehr- tes setzen, nicht jeden Trend glauben Aber sich INTENSIV mit dem The-	→ **Aufklärung und Wissen**

	Quelle, Ausgabe, Rubrik, Seite, Autor/in	Thema	Titel/ Art des Artikels	Auswahlkriterien/ Stichworte	Message zu Eigenverantwortung Anforderungen an die Individuen	Gesundheitsbegriff
		dass bestimmte Lebensmittel gesundheitsförde rliche Eigenschaften aufweisen bzw. einen großen gesundheitli chen Nutzen bewirken		der thematisch bezugnehmenden Werbeanzeigen rechts neben dem Artikel in Kombination mit dem Inhalt des Artikels, Werbung nicht an anderer Stelle: S. 138: Artikel, S. 139: Werbung eines Abnehmpräparates (Eine ganze Druckseite) Man denkt, das gehört mit zu dem Artikel S. 140: Artikel, S. 141: Werbung für basische Energie-Kur, die den Auswirkungen von Stress und falscher Ernährung entgegenwirken soll (1/3 Seite)	ma auseinandersetzen. Es wird gar nicht in Frage gestellt, dass eine vitaminreiche Kost eingenommen werden soll, das wird vorausgesetzt, nur die Frage, die hier geklärt wird ist, ob die modernen Lebensmittel tatsächlich die angepriesenen Vitamine und Mineralstoffe enthalten. Die Idee, dass es vielleicht auch gar keine gesunde Kost sein soll, wird gar nicht aufgegriffen. Appell an informiertes Subjekt; das selbstverständlich eine gesunde Kost präferiert und nicht alles glaubt, was ihm zugetragen wird.	
13	*Brigitte*, 22 2014, Balance, S. 148-149, Diana Helfrich	Verhütung	„Der neue Pillen-Knick“ Trendbericht über Verhütungsmethoden	Bequemlichkeit, nicht daran denken müssen, Einfachheit, Kontrolle über die Frucht-	Verantwortungsübernahme für potenzielle Schwangerschaft; Es steht außer Frage, dass die Frau Verantwortung dafür übernimmt, sich vor einer Schwangerschaft zu	Indirekt hier, da Bezug zur Schwangerschaft; anderer Diskursstrang, d.h. Diskursverschränkung aber eine relevante, denn Schwanger-

	Quelle, Ausgabe, Rubrik, Seite, Autor/in	Thema	Titel/ Art des Artikels	Auswahlkriterien/ Stichworte	Message zu Eigenverantwortung Anforderungen an die Individuen	Gesundheitsbegriff
	OK Geschlecht		• Beschreibung • Vorteil • Nachteil	barkeit	schützen, Unfähigkeit hierzu wird gar nicht erwähnt oder in Betracht gezogen, es wird von kompetenten Frauen ausgegangen, die das Geld für verschiedene Verhütungsmethoden besitzen und im Stande sind sich zu informieren	schaft, körperlicher Zustand, Körperwahrnehmung, Verantwortungsübernahme für ein neues bzw. sein eigenes Leben **Kontrolle**
14	*Brigitte*, 23 2014, Balance, S. 150-151, Daniela Stohn OK Ernährung	Clean Eating (natürliche, vollwertige, unverarbeitete Lebensmittel essen und auf stark verarbeitete und industriell hergestellte Lebensmittel verzichten)	„Ich bin dann mal clean" Bericht einer Autorin über ihre Freundin	Selbst die Speisen zubereiten, dann weiß man was drinnen ist, dann kann man vertrauen, dann handelt man eigenverantwortlich und gibt die Verantwortung nicht der Lebensmittelindustrie!	Eigenverantwortung↑ „Es bedeutet außerdem viel selbst zu kochen, denn nur, wenn man selbst kocht, weiß man, was wirklich drin ist" (S. 150). In Anlehnung an Mazumdar (2004): Genuss und Gesundheit seien miteinander vereinbar; *Brigitte*: „[Die Ernährungsstile]: sie sind gesund man muss hier keine Kalorien zählen, sondern kann sich satt essen und genießen" (S.151). **Ikonographische Mittel:** Bild links mittig- Zeichnung einer jungen Frau, die Gemüse schneidet (Als Paradebeispiel einer vorbildlich gesunden Ernährungsweise= zeigt: das ist gut und eigenverantwortlich: ich bereite mein Essen selbst zu)= Impliziert, dass man Zeit hat hierfür und das Wissen über die Inhaltsstof-	Gesundheit= Kontrolle, Nur auf sich selbst verlassen (Lebensmittelzubereitung) Reinheit, Natürlichkeit. Die Autorin relativiert jedoch auch den Clean Eating Hype, man könne auch mal „über die Stränge schlagen" (S.151). Aber bereits die Formulierung „Über die Stränge schlagen" steht redensartlich dafür zu übertreiben; übermütig zu werden; sich etwas anzumaßen oder herausnehmen (Udem, 2015). → Impliziert, dass man durch den Genuss etwas Unerlaubtes tut und seiner Gesundheit schadet und nicht im gewünschten Sinne (Bild

	Quelle, Ausgabe, Rubrik, Seite, Autor/in	Thema	Titel/ Art des Artikels	Auswahlkriterien/ Stichworte	Message zu Eigenverantwortung Anforderungen an die Individuen	Gesundheitsbegriff
					fe bestimmter Nahrungsmittel und dass man sensibilisiert worden ist für das Thema, wird vorausgesetzt) Am Artikelrand: Infobox über Regeln *des Clean Eating: (z.B. Frühstück, Kochsalzkonsum, Obst und Gemüse, Zusatzstoffe, Fette, Wasserzufuhr und Fertiggerichte) Regeln werden häufig extern vorgeschrieben und im Sinne verschiedener Anpassungsprozesse, befolgt man sie.Hier geht es um eine freiwillige Regelbefolgung, die ausschließlich geschieht, um dem eigenen Körper auf eigenverantwortliche Weise, das bestmögliche zu bieten (Lebensqualität?) In Anlehnung an Bröcklings Unternehmerisches Selbst, welches freiwillig Regeln befolgt, um sich selbst zu optimieren. Um sich hier gesund und leistungsfähig zu erhalten, hier durch Clean Eating. Exkurs Regel*: „aus bestimmten Gesetzmäßigkeiten abgeleitete, aus Erfahrungen und Erkenntnissen gewonnene, in Übereinkunft festgelegte, für einen jeweiligen Bereich als	(Frau die Gemüse schneidet) eigenverantwortlich gut handelt. → **Kontrolle, Natürlichkeit**

	Quelle, Ausgabe, Rubrik, Seite, Autor/in	Thema	Titel/ Art des Artikels	Auswahlkriterien/ Stichworte	Message zu Eigenverantwortung Anforderungen an die Individuen	Gesundheitsbegriff
					verbindlich geltende Richtlinie; [in bestimmter Form schriftlich fixierte] Norm, Vorschrift" (Duden, 2015).	
15	*Brigitte*, 24 2014, Balance, S. 148-151, Anja Kirig interviewt von Daniela Stohn OK Sport/ Bewegung	Bewegung im Berufsalltag, Bewegungseinheiten sollten in den Berufsalltag integriert werden (diverse flexible Angebote wie z.B. auch Duschen auf Arbeit)	„Bewegung und Job sind das neue Team" Gespräch mit einer Trendforscherin	Selbstfürsorge, Leistungsfähigkeit, ‚vom Sollen zum Wollen' (Bettina Schmidt, 2008) Unternehmerisches Selbst (Bröckling, 2007)	Eigenverantwortung hoch- insbesondere i.B.a. die Ziele, die dadurch erreicht werden sollen. „Gesundheitspolitisch ist es eine Notwendigkeit, sich mehr zu bewegen. Das ist ein diktatorischer Ansatz, klar. Auch die Bedürfnisse ändern sich aber" (S. 149). Durch das Aufgreifen des Wortes „diktatorisch" wird versucht zu legitimieren und zu relativieren. (Viel Sitzen während der Arbeit→ durch internalisierte Gesundheitsnormen: schlechtes Gewissen und alle hätten den Wunsch, bis ins hohe Alter hinein physisch und psychisch fit zu bleiben. Lebensveränderung: Bewegung, Ernährung, „achten mehr auf sich selbst und ihre Bedürfnisse (…)" (S. 145). Aber welche Bedürfnisse? Sind sie nicht eher herbeigeführt? (Schmidt, 2008, Bröckling, 2007)	Ansatz: Gesundheit= Leistungsfähigkeit, wird ökonomisiert in Anlehnung an Ahrens 2007, 244): „Denn gesunde Arbeitnehmer sind ein entscheidender Wettbewerbsvorteil für Unternehmen und ein wichtiger Standortfaktor für Deutschland" (Ahrens 2007: 244). *Brigitte* Mitarbeiter/Innen solle mehr Verantwortung zugesprochen werden i.B.a. Pausenzeiten „Das hat viele Vorteile für die Unternehmen: Die Mitarbeiter sind gesünder und kreativer (…)" (S.149). „Und auch die Politik und die Gesellschaft werden neue Lösungen verlangen, um den volkswirtschaftlichen Folgekosten mangelnder Bewegung entgegenzuwirken" (S.

	Quelle, Ausgabe, Rubrik, Seite, Autor/in	Thema	Titel/ Art des Artikels	Auswahlkriterien/ Stichworte	Message zu Eigenverantwortung Anforderungen an die Individuen	Gesundheitsbegriff
					Die Interviewerin des Gespräches erwähnt auch den Optimierungswahn im Zusammenhang doch wird diese Tendenz im Keim erstickt und umgemünzt in Selbstvorsorge. „Ein sportliches Aussehen zeigt, dass man auf sich achtet und gut mit sich umgeht, dass man ein Bewusstsein dafür hat, was man braucht. Selbstfürsorge ist hoch angesehen und wird noch wichtiger werden – daher werden die Menschen sich mehr bewegen" (S.149). →Impliziert, die Menschen werden sich mehr bewegen, weil dies im Sinne von Selbstfürsorge „gut angesehen" ist und nicht, weil es der Gesundheit geschweige denn dem Wohlbefinden dienlich ist.	150) →VWL-Gründe erwähnt Gesundheit – Ökonomisiert und Ökonomisierung des Sozialen (Bröckling, 2007) → **Aktivität**
16	*Brigitte*, 24 2014, Balance, S. 152-153, Sabine Hoffmann OK Geschlecht	Hormonstörung PCOS	„Wenn der Körper plötzlich männlich wird" Infobericht Es geht um eine Hormonerkrankung, die eine	Fettgedruckt jeweils in Zwischenüberschriften: Körper, Irre, Gewicht, PCOS, Kinderwunsch, Hormone (lila) In Zusammenschau problembehafteter Komplex der durch Lebensstiländerung	Gene entscheiden mit = Eigenverantwortung↓ Aber auch Ernährung der Mutter in der Schwangerschaft ausschlaggebend = Eigenverantwortung↑ „Nimmt eine Schwangere stark zu, steigt das Risiko ihrer Tochter, später an PCOS zu erkranken." (S.152) Kommunikation von Eigenverantwortung:	Die Erkrankung ist nicht zwangsläufig behandlungsbedürftig, wenn kein akuter Schwangerschaftswunsch besteht Erwähnung jedoch der psychischen Leiden fehlender Weiblichkeit und Depressionsanfälligkeit

	Quelle, Ausgabe, Rubrik, Seite, Autor/in	Thema	Titel/ Art des Artikels	Auswahlkriterien/ Stichworte	Message zu Eigenverantwortung Anforderungen an die Individuen	Gesundheitsbegriff
			Schwangerschaft behindert aufgrund eines Überschusses an männlichen Hormonen	in Balance gehalten werden könne	„Drei von vier Betroffenen sind Übergewichtig, die Diabetes-Gefahr ist erhöht." (S. 152) Lebensstil verändern wird angeraten, Gewichtsreduktion um Hormonbalance zu bewirken	→ Fruchtbarkeit,Weiblichkeit,Optik
17	*Brigitte*, 25 2014, Balance, S. 158-161, Daniel Stohn OK Sport/ Bewegung	Schlank und glücklich	„Macht Schlanksein glücklich?" Erfahrungsbericht	„Und ja ich sage jetzt mal so offen, auch wenn es politisch nicht korrekt und oberflächlich ist: dass Schlanksein glücklich macht?" (S. 160) Erwähnter Kampf : Kognitive Dissonanz: Einerseits Ablehnung geforderter Schönheitsideale und nicht nur auf Äußeres reduziert zu werden, andererseits beugt man sich den Idealen (Schminke, Kleidung, Komplimente)	Eigenverantwortung↑ ‚vom Sollen zum Wollen' (Schmidt, 2008) Unternehmerisches Selbst (Bröckling, 2007) „Sport ist für mich wie Zähneputzen: ganz selbstverständlich in meinem Wochenablauf integriert und keine Selbstkasteiung der Genussfeindlichkeit, sondern Spaß und ein Bedürfnis." (S. 161)= Disziplin Geäußert wird Unverständnis gegenüber der Ausrede, keine Zeit für Sport zu haben. Rat: Prioritäten anders setzen, das impliziert, man habe es in der Hand und es läge im eigenen Verantwortungsbereich.	Gesundheit= Achtsamkeit und Aufrichtigkeit gegenüber dem Körper; Schlanksein und Muskulössein zeige: Ich achte auf meinen Körper und auf meine Gesundheit, d.h. ich habe die Gesundheitskompetenz, auf mein Wohl zu achten. → Optik
18	*Brigitte*, 25 2014, Balance, S. 162-165, HNO-Arzt Dr.	Erkältung	„Und schon wieder verschnupft"	„Stress, Schlafdefizit, Bewegungsmangel, ungesunde Ernährung" (S. 163)	Einerseits Eigenverantwortung ↑ durch Erwähnung aller verhaltensbedingten Faktoren, die optimiert werden können; Message, man könne	Gewissenhaftigkeit, Immunsystem im Blick, keine Erkältung bekommen, stark, gesund, starke Abwehrkräfte

	Quelle, Ausgabe, Rubrik, Seite, Autor/in	Thema	Titel/ Art des Artikels	Auswahlkriterien/ Stichworte	Message zu Eigenverantwortung Anforderungen an die Individuen	Gesundheitsbegriff
	Matthias Tisch wird interviewt von Antje Kunstmann OK Sonstige		Interview mit einem HNO-Arzt	In einem Fluss erwähnt- Alles verhaltensbedingte Faktoren, Verhältnisse nicht beachtet (Lücke)	sehr wohl etwas gegen eine Erkältung tun - Dass es keinen Einfluss habe, ob und wie man eine Erkältung behandele sei wissenschaftlich unseriös (S. 165) - Aber auch Eigenverantwortung ↓ Zur Erkältungsgefahr: anatomische Gegebenheiten wie eine schiefe Nasenscheidewand, die die Belüftung der Nebenhöhlen verhindert= liegt nicht im eigenen Verantwortungsbereich	→ **Leistungsfähigkeit**
19	*Brigitte*, 26, 2014 Balance, S. 158-161, Eva Meschede OK Sonstige	Mammographie-Screening	„Wir haben da was entdeckt…" Erfahrungsbericht einer *Brigitte*-Autorin	„Ich war davon überzeugt, schluderig und verantwortungslos mit meiner Gesundheit umzugehen, wenn ich ihr [der Einladung zur Mammografie] nicht folgte" (S. 158). Befund auffällig, verrückt machen, Internetrecherche	Eigenverantwortung eher gering, abgemildert,kein Schuldbegriff assoziiert wenn es um Brustkrebs geht Keine Schuld bei Brustkrebs und fehlender Mammographie-Teilnahme Info: Krebs nicht verhinderbar, nur erkennbar eventuell Geraten wird: Informieren ja (im eigenen Verantwortungsbereich), Mammographie-Teilnahme: Entscheidung dafür oder dagegen ohne schlechtes Gewissen haben zu müssen, egal wie die Entscheidung ausfällt	→ **Karzinomfreiheit**

Quelle, Ausgabe, Rubrik, Seite, Autor/in	Thema	Titel/ Art des Artikels	Auswahlkriterien/ Stichworte	Message zu Eigenverantwortung Anforderungen an die Individuen	Gesundheitsbegriff
				Sonstige Auffälligkeiten: Erzählung in Ich-Form, sehr authentisch, Verantwortung übernehmen ja, aber in Abtrennung zum Schuldbegriff und Schuldzuweisung durch getroffene Entscheidung für oder gegen Screening: Leserin kann sich identifizieren, sehr oft persönliche Schilderung und persönliche Aussagen: z.B. „Ist das Screening Blödsinn oder gar schädlich?" (S. 159).	
20	*Brigitte*, 7, 2015, Balance, S. 136- 139, Ernährungswissenschaftler Thomas Frankenbach wird interviewt von Daniela Stohn OK Ernährung	Ernährung- Schlank ohne Stress	„Wie groß war meine Lust auf das, was ich gegessen habe?" Interview mit einem Ernährungswissensc haftler	Wahrnehmung, Fähigkeiten zur Körperwahrnehmung, Verantwortung, Sensibilisierung	„Wir leben in einer Zeit, in der jeder über seine Identität frei verfügen muss, in der von uns verlangt wird, frei und selbständig zu denken. Das ist anstrengender, erhöht aber unsere Lebensqualität, unser Wohlbefinden. (…) nehmen wir unser Leben selbst in die Hand. In meinem klinischen Alltag, habe ich die Erfahrung gemacht, dass es Menschen, die Verantwortung für ihr Leben übernehmen, nachhaltig besser geht." (S. 138) „Jedoch ist jeder Mensch anders und muss seinen eigenen Weg finden" (S. 139).	Gesundheit= Individualität Verantwortungsübernahme und Wahrnehmungsgabe der körperlichen Bedürfnisse → **Achtsamkeit**

	Quelle, Ausgabe, Rubrik, Seite, Autor/in	Thema	Titel/ Art des Artikels	Auswahlkriterien/ Stichworte	Message zu Eigenverantwortung Anforderungen an die Individuen	Gesundheitsbegriff
					„Ich, ich, ich" (S.136) „Wenn ich etwas will, es aber nicht vertrage, sehe ich mich der zentralen Frage ausgesetzt: Entspricht das, was ich im Leben will, wirklich dem, was ich brauche?" Das heißt: Eigenverantwortung↑ Körperwahrnehmung soll geschult werden. Alles solle analysiert; dabei Individualität beachtet werd Gegen Verantwortungsabgabe, da Verantwortungsübernahme angeblich dazu führe, dass es einem besser gehe.	

Anhang 2 Grobanalyse *Men's Health*

Eigenverantwortung ↑

Eigenverantwortung ↓

Eigenverantwortung =

F = geeignet für Feinanalyse (5)...1,2,4,5,10… OK = Oberkategorie (Ernährung, Sport/ Bewegung, Geschlecht, Sonstige)

	Quelle, Aus-gabe, Rubrik, Seite, Autor/in	Thema	Titel/ Art des Artikels	Auswahlkriterien/ Stichworte	Message zu Eigenverantwortung Anforderungen an die Individuen	Gesundheitsbegriff
1	*Men's Health* 01, 2014,Gesundheit und Ernährung, S. 86-90, Rufus Rieder OK Ernährung	Zucker	„Das süße Gift" Informations-bericht	Assoziation mit Gefahr: Zucker mit Übel, Unheil, Bedrohung, Risiko assoziiert, Ausnahme: wichtig und notwendig für Sportler **Zwischenüber-schriften:** (im Original) Gefahr: Übergewicht Damoklesschwert: Diabetes	Eigenverantwortung↑ Aufforderung zur Aktivität: Verzicht und Vorsorge um Unheil abzuwenden; durch Anraten von Vorsorgemaß-nahmen: „Gehen Sie ab 35 zur Vorsorge und lassen Sie da regelmäßig Ihren Blutzuckerspiegel überprüfen. So erkennt der Arzt eine drohende Diabetes-Erkrankung früh, und Sie können entsprechend gegensteuern" (S.90). Weiterhin wird empfohlen, Zucker	Keinerlei Risiken eingehen, Frei von Diabetes, Bluthochdruck, Übergewicht, Krebs, Fettstoffwechselstörungen; Potenz= Männlichkeit wahrend und Optik wichtig → **Optik und Potenz**

	Quelle, Ausgabe, Rubrik, Seite, Autor/in	Thema	Titel/ Art des Artikels	Auswahlkriterien/ Stichworte	Message zu Eigenverantwortung Anforderungen an die Individuen	Gesundheitsbegriff
				Unheil: Leberscha- den Bedrohung: Herzin- farkt Risiko: Impotenz ! Angst: Krebs Heilmittel: Sport =Angst erweckend, negative Auswir- kungen des Zucker- konsums in Verbin- dung mit Gefahr, Risiko und Krank- heit **Ikonographische Mittel:** Titelbild (komplette Seite): Totenkopf aus Zuckerwürfeln (Assoziation Zucker mit Tod)	zu meiden und Sport zu treiben „Verzichten Sie lieber auf etwas Sü- ßes, als am Ende eine bittere Pille schlucken zu müssen" (S.90).→Wortspiel	

	Quelle, Ausgabe, Rubrik, Seite, Autor/in	Thema	Titel/ Art des Artikels	Auswahlkriterien/ Stichworte	Message zu Eigenverantwortung Anforderungen an die Individuen	Gesundheitsbegriff
				Zwischen-Bild (3/4 Seite) mit Qualm einer Bombe, Zitat darauf : „TICKENDE ZEIT-BOMBE: ZUCKER MACHT DICK; DICKE KRIEGEN OFT DIABETES, UND DIABETES ERHÖHT DAS KREBSRISIKO“ (S. 89) (Übertriebene Wirkungskette)		
2	*Men's Health* 02, 2014, Gesundheit, S. 90-94, Diana Helfrich OK Sport/ Bewegung	Gefährliche Inaktivität -Sitzen und Inaktivität verursachen diverse Erkrankungen	„Wer länger sitzt, ist früher tot“ Gefahrenreport	„Es lohnt sich auf jeden Fall, den eigenen Lebensstil zu überdenken“ (S. 94). D.h. eigenverantwortlich darüber nachdenken, überdenken, prüfen- in der Folge gegebenenfalls optimieren= Selbstoptimierung	Eigenverantwortung↑ Dem Risiko des metabolischen Syndroms durch Inaktivität könne entgegengewirkt werden Sport allein bringe keinen Ausgleich für zu lange Phasen der Inaktivität: Es folgt eine persönliche Ansprache: „Sie denken, das betrifft Sie nicht, weil Sie jeden Tag Sport machen?	Verknüpfung mit dem Aussehen: „Aber die Frage ist doch auch: Können Sie durch einen bewegten Lebensstil auch etwas für ihr Waschbrett tun? Antwort: Ja (…)“ (S.94). = Optische Aspekte in Zusammenhang mit dem Gesundheitsbegriff

Quelle, Ausgabe, Rubrik, Seite, Autor/in	Thema	Titel/ Art des Artikels	Auswahlkriterien/ Stichworte	Message zu Eigenverantwortung Anforderungen an die Individuen	Gesundheitsbegriff
			Gesundheitserziehung klingt an: „Keine Sorge: Es wird nicht soweit kommen, dass das Sitzen in allen Restaurants verboten ist, wie heute das Rauchen! Aber vielleicht kriegen wir Sie dazu, stets zu Fuß zum Essen zu gehen — und einen kleinen Spaziergang dranzuhängen" (S. 94).= Intention, die Menschen zu etwas „zu kriegen" , bewegen, etwas zu tun Inaktivität tötet: „Zu viel Sitzen bringt Sie um. Rumhängen macht krank. Stillhalten kostet Lebenszeit" (S.91). = Körperliche Inak-	Stimmt leider nicht!" (S. 91). Was zählt, sei die Zeitdauer in Bewegung → Druck: zur Aktivität, sodass Ruhe und Müßiggang verteufelt werden und in Assoziation mit dem Tod gebracht werden. Das Arbeitsleben wird mit einbezogen: „Walk and Talk als Alternative zu einem Meeting im Konferenzraum" (S. 94). Weiterhin angeraten: Treppe statt Lift, entfernteste Toilette aufsuchen, Schreibtischstuhl entfernen, Smartphone und PC-Nutzung in Grenzen halten	→ Optik

	Quelle, Ausgabe, Rubrik, Seite, Autor/in	Thema	Titel/ Art des Artikels	Auswahlkriterien/ Stichworte	Message zu Eigenverantwortung Anforderungen an die Individuen	Gesundheitsbegriff
				tivität gelte als unabhängiger Risikofaktor, der nicht durch Sport (kurz und intensiv) zu kompensieren sei. **Ikonographische Mittel:** S. 90=Eine komplette Startseite DinA4 , Grauer Hintergrund, weißer Stuhl, darauf ein Skelett sitzend (erneut Assosziation Sitzen mit dem Tod, Verkörperung des Todes durch Skelett) S. 92= Skelettfinger an Tastatur (Assoziation, Arbeit am PC, sitzende Tätigkeit= Tod) S.94= Skelett+		

	Quelle, Ausgabe, Rubrik, Seite, Autor/in	Thema	Titel/ Art des Artikels	Auswahlkriterien/ Stichworte	Message zu Eigenverantwortung Anforderungen an die Individuen	Gesundheitsbegriff
				Kravatte vor dem Laptop → Durchweg Skelett als Symbol für den Tod = Unterbewusst angteinflößend. Persönliche Empfindung nach Lesen des Artikels und Reinempfinden in den Leser: Bedürfnis, sich zu bewegen; durch die Schilderung des Sachverhaltes, dass die Welt zu bequem geworden sei und diese Bequemlichkeit ungesund sei und krank machen würde		
3	*Men's Health*, 03, 2014, Editorial, S. 5, Markus Stenglein	Disziplin (mittelbarer Zusammenhang mit Gesundheit) Diskursver-	„Antriebskraft - Haben Sie auch einen inneren Kritiker?"	Disziplin, Arbeit, Aktivität, Wille Selbstoptimierung (Bröckling, 2007)	Eigenverantwortung↑ „Erfolg basiert nicht auf Glück, sondern ist das Ergebnis von harter Arbeit, Willen und Disziplin" (S. 5). = Message: Man hat es in der Hand-	Indirekt, durch konsequente Disziplin erlange man Erfolg u.a. in Sachen Gesundheit → **Disziplin**

	Quelle, Ausgabe, Rubrik, Seite, Autor/in	Thema	Titel/ Art des Artikels	Auswahlkriterien/ Stichworte	Message zu Eigenverantwortung Anforderungen an die Individuen	Gesundheitsbegriff
	OK Sonstige	schränkung Disziplin; dennoch ausgewählt da: Aktivität und Verantwortungsübernahme eine Rolle spielen	Editorial (Vorwort des Herausgebers einer Zeitschrift)	„Ich versuche die negative Energie in Stärke zu wandeln, indem ich ergründe, was ich besser machen, wo ich dazulernen kann. Die Suche nach Optimierung ist ein Grund, warum es mich interessiert, was Persönlichkeit antreibt" (S. 5).	Arbeit, Wille, Disziplin sind hier äußerst positiv bewertet	
4	*Men's Health* 04, 2014, Gesundheit, S. 84-85, Rufus Rieder OK Sonstige	Psycho-Power, Gehirnreflexe	„Erleuchtung für die Birne" Analysierender Informationsbericht ergänzt durch Interviewteile mit einem Psychologen	Leistungsfähigkeit, Hobbyisierung, Aktivität, Erfolg; Motivation: Die Denke zu ändern, es anpacken, motiviert sein, Unternehmerisches Selbst, aktiv zu Fehlern stehen, Pläne durchsetzen, Misserfolg nicht fürchten, in Dialog mit sich selbst treten	Message: Eigenverantwortung↑ Du hast es in der Hand! Packe es an! „Befassen Sie sich nicht mit dem System [d.h. mit den Verhältnissen], dass Sie nicht ändern können, sondern mit sich selbst. (…) Beobachten Sie Stressaufkommen und Entlastungsphasen, um ein Gleichgewicht herzustellen, das gern Work.Life-Balance genannt wird" (S. 85). *(Verhalten statt Verhältnisse im Fokus)*	Gesundheit= Leistungsfähigkeit (im Job) Aktivität sei vorbildlich, man solle nicht nur nicht nur ‚rumhängen', Sonst wird Nutzlosigkeit unterstellt, somit Druck, aktiv zu sein, Rumhängen und Müßiggang hingegen schuldbehaftet → **Leistungsfähigkeit**

Quelle, Ausgabe, Rubrik, Seite, Autor/in	Thema	Titel/ Art des Artikels	Auswahlkriterien/ Stichworte	Message zu Eigenverantwortung / Anforderungen an die Individuen	Gesundheitsbegriff
			„Hängen Sie in der Freizeit nicht nur ab! Das führt dazu, dass Sie sich nutzlos fühlen" (S. 85). Hobbyisierung **Ikonographische Mittel:** Mann im Anzug mit Glühbirne als Kopf= steht für kognitive Leistungsfähigkeit (S. 84)	„'Bedenken Sie dabei, dass Sie freie Zeit brauchen, um langfristig Ihre Arbeitskraft zu sichern'. Eine positive Veränderung ist also auch im Sinne Ihres Chefs, und das sollten Sie ihm klarmachen" (S. 85).	
5	*Men's Health*, 05, 2014, Gesundheit, S. 82-83, Luca Leicht OK Sonstige	Herzgesundheit	„Das hält ewig!" Power für die Pumpe 21 Blitz-Tipps	Massenhafte Studienverweise: Aufdringlich viele Belege, Verweise auf Evidenzen: US-Fachblatt „Journal of Hypertension", „American Journal	Eigenverantwortung = Durch Training sinke der Blutdruck, das Meiden von Energy-Drinks wird angeraten, Frühstückseinnahme da als Ausgleich	Ewig aktiv sein, Sportlichkeit → **Aktivität**

	Quelle, Ausgabe, Rubrik, Seite, Autor/in	Thema	Titel/ Art des Artikels	Auswahlkriterien/ Stichworte	Message zu Eigenverantwortung Anforderungen an die Individuen	Gesundheitsbegriff
			Untertitel: „Um ihr Herz zu stärken, braucht es etwas mehr als Klebeband, [d.h. man muss schon etwas mehr tun, d. Verf.] aber sehr viel weniger als einen Chirurgen [d.h. man kann selbst und EIGENVERANTWORTLICH] etwas machen, d. Verf.]."	of Cardiology", Studien der University of the Pacific, Forscher der schwedischen Universität Göteborg, Ergebnisse der TU München, Untersuchungen der Uniklinik Basel, Ergbenisse der norwegischen Uni in Trondheim u.v.m. **Ikonographische Mittel:** Linksmittig, reales Foto eines Herzens (gesamtes Organ) mit silbernem Klebeband umklebt (S. 82) = Bleibt eindrücklich im Kopf	Cardiotraining gegen Burnout Training gegen Schlaflosigkeit, Industriell hergestellte LM meiden Lachen und positiv denken, Sex haben schütze das Herz, Lärm solle man meiden gemeinsames Singen sei positiv, Ausgleich zum Job sei zu suchen, emotionale Bindung einzugehen: Tier-Mensch, Heiraten solle man →*Das bedeutet, es werden durchaus auch soziale Komponenten als relevant erachtet, sodass die alleinige Verantwortungslast gemildert wird.*	
6	*Men's Health*, 07, 2014,	Abnehmen	„Runter vom Sofa, ab aufs	Motivation	Eigenverantwortung↑ Der Leser hätte eine ‚ungute' sportli-	Gesundheit: Den Körper nicht vernachlässigen,

	Quelle, Ausgabe, Rubrik, Seite, Autor/in	Thema	Titel/ Art des Artikels	Auswahlkriterien/ Stichworte	Message zu Eigenverantwortung Anforderungen an die Individuen	Gesundheitsbegriff
	Check-Up, S. 35, Timo Janz interviewt von Patrick Kiurina OK Sport/ Bewegung		Bike!" Leser-Interview	„Er hat´s geschafft" (S.35) Message: wenn man ehrgeizig abnimmt, habe man es geschafft Abnehmmotivation in Assoziation mit Traumerfüllung **Ikonographische Mittel:** Bildervergleich: Früher-Heute, Dick-Dünn, Begriff der Vernachlässigung des Körpers wenn keine sportliche Verfassung vorhanden	che Verfassung gehabt: „Allerdings gab mir das auch zusätzliche Motivation, weil mir meine miese Form bewusst machte, wie ich meinen Körper über die Jahre <u>vernachlässigt</u> hatte" (S. 35). = Es ist die Rede von Vernachlässigung aufgrund einer ‚miesen Körperform', d.h. wenn man keinen trainierten Körper hat, vernachlässigt man seine Gesundheit; Vernachlässigung hier und allgemein negativ behaftet, d.h., wen man keinen trainierten Körper aufweist, vernachlässigt man seine Gesundheit→ erfährt hier indirekte Schuldzuweisung	Sportlichsein, Träume erfüllen (Motorradfahren durch Gewichtsverlust) → **Optik**
7	*Men's Health,*	Ver-	„Nur einer holt	Zwischenüberschrif-	Eigenverantwortung↑	Gesundheit= Attraktivität

Quelle, Ausgabe, Rubrik, Seite, Autor/in	Thema	Titel/ Art des Artikels	Auswahlkriterien/ Stichworte	Message zu Eigenverantwortung / Anforderungen an die Individuen	Gesundheitsbegriff
08, 2014, S. 92-93, Rufus Rieder OK Ernährung	dauungssystem	den Pott!" Aufklärungs-bericht	ten des Artikels: Verteidiger des Immunsystems • Beschützer vor Krankheiten • Unterstützer beim Abnehmen • Produzent von Vitaminen • Garant für gute Stimmung= Nutzen, Krankheiten abzuwehren, beschützen, abnehmen, gut drauf sein; Assoziation vieler Erkrankungen (Diabetes, Rheuma, Krebs) geschädigte Darmflora, Schaden durch Medikamente und Ernährung Vitamin B im Darm	Diverse Ernährungsempfehlungen: zu KH, F und EW zur ausgeglichenen Bakterienmenge im Darm, denn Darmbakterien beeinflussen das Körpergewicht: „Bei einem Body-Mass-Index über 30 spricht man von Fettsucht – helfen Sie ihrem Darm bevor es soweit kommt!" (S. 93).	(Sixpack) Abgekommen von Thema Darmgesundheit, hin zu Optik: Sixpack, Fertigprodukte, Fastfood und Süßigkeiten sowie andere industriell hergestellte Lebensmittel sollten gemieden werden „So legen Sie ihr Sixpack am schnellsten frei" (S.93). (Optik trotz Rubrik Gesundheit vorrangig) → Optik

	Quelle, Ausgabe, Rubrik, Seite, Autor/in	Thema	Titel/ Art des Artikels	Auswahlkriterien/ Stichworte	Message zu Eigenverantwortung / Anforderungen an die Individuen	Gesundheitsbegriff
				gebildet: besonders hilfreich nach Erkrankungen „um schneller wieder fit zu werden" (um Leistung zu erbringen)		
8	*Men's Health*, 09, 2014, Check-Up, S. 32, Johanna Marstatt OK Sonstige	Risikofaktoren im Urlaub	„Gefahren wie Sand am Meer" Sprichwort, Redewendung: Versinnbildlichung, viele Gefahren, die lauern	Strandgefahren: Adjektive in Zwischenüberschriften: -saugend -reizend - schlecht - dreckig - feurig - tückisch Sensibilisierung für Risikofaktoren (sogar im Urlaub, keine Entspannung, und „Einfach-Sein" sondern Obacht gebo-	Eigenverantwortung↑ Risikofaktoren sollen erkannt und gemieden werden (vgl. Hanses, 2010) Sogar im Urlaub äußerste Achtsamkeit	Unversehrtheit - den Risiken entkommen - Übel vermeiden - aktiv sein → **Körperliche Unversehrtheit**

	Quelle, Ausgabe, Rubrik, Seite, Autor/in	Thema	Titel/ Art des Artikels	Auswahlkriterien/ Stichworte	Message zu Eigenverantwortung Anforderungen an die Individuen	Gesundheitsbegriff
				ten) **Ikonographische Mittel:** Großes Bild (Comic) genau so groß wie Textpart: Strand mit allen Gefahrenquellen (um im Kopf der Leser zu bleiben)		
9	*Men's Health,* 10, 2014, Gesundheit, S. 70-72, o.A. OK Sonstige	Arteriengesundheit	„Das könnte eng werden" Krankheiten vorbeugen (Wortspiel) Informationsbericht „Schutzprogramm" Wortspiel i.B.a. Veren-	Risikofaktoren meiden: Bluthochdruck, Tabak, Cholesterin **Ikonographische Mittel:** Titelseite großes Bild mit künstlicher Arterie+ Verengung und Blutpartikeln im Inneren	Eigenverantwortung↑ „Alarmstufe Rot! Es gilt zu handeln, ehe die Gefäße noch mehr Schaden nehmen" (S. 71). Blutdruck senken durch das Meiden von Übergewicht, Alkohol, Zigaretten, Kochsalz und Stress „Je dicker Sie sind, desto schlechter für die Arterien" (S. 72). Appell an Aktivität, Sporttreiben, Körperfett reduzieren= Unternehmerisches Selbst + Führung für andere	Assoziation: Impotenz als Erkennungsmerkmal für arterielle Schädigung= Gesundheit= Potenz, Männlichkeit, Aktivität: sportlich sein, schlank sein → **Potenz**

	Quelle, Ausgabe, Rubrik, Seite, Autor/in	Thema	Titel/ Art des Artikels	Auswahlkriterien/ Stichworte	Message zu Eigenverantwortung Anforderungen an die Individuen	Gesundheitsbegriff
			gung der Arterien: das könnte eng werden Was will man mit diesen Wortspielen erreichen?		übernehmen: „Die höchste Gewichtsabnahme verzeichnen übrigens die Anführer des Teams. Übernehmen Sie also gleich die Organisation" (S. 72).	
10	*Men's Health* 11, 2014, Gesundheit, S. 70-72, Diana Helfrich OK Sonstige	Krebs abwehren	„Das Leben auf der Kippe" Wortspiel ‚Kippe'= Polysem: Verwendung eines Wortes, das für verschiedene Begriffe steht Informationsbericht	Bereits 1. Satz (S. 70): „tödlicher Feind", „Fehler", „kein Schicksal", „ kein Zufall", „nicht die Gene" = Du bist eigenverantwortlich Aufgeführt 5 Risiken: Rauchen, Pflanzen-Mangel, Alkohol, Fettkonsum,	Eigenverantwortung↑ „Ein tödlicher Feind lauert in ihrem Körper – und er lauert vor allem auf Fehler, die Sie begehen. Krebs ist kein Schicksal, kein dummer Zufall, es sind auch nicht die Gene schuld daran" (S. 71). Laut Studienergebnissen (Queen-Mary-University of London) 42,7% aller Krebserkrankungen seien vermeidbar= Druck! „Sie [die Krebserkrankungen, d. Verf.] hängen unmittelbar mit dem Lebensstil zusammen, also mit Dingen, die jeder verändern kann"(S.71). = dies wird vorausgesetzt	Gesundheit= Krebsfreiheit durch Meiden der genannten Risikofaktoren erreichbar → **Karzinomfreiheit**

Quelle, Aus-gabe, Rubrik, Seite, Autor/in	Thema	Titel/ Art des Artikels	Auswahlkriterien/ Stichworte	Message zu Eigenverantwortung Anforderungen an die Individuen	Gesundheitsbegriff
			Strahlen **Ikonographische Mittel:** Titelseite Zigarettenanhäufung in Form einer Lunge und oberes Ende mit angebrannten Ziga-retten und Asche (Lunge aus Zigaret-ten als abschrecken-de Vorstellung)	Bösartige Geschwüre bei Männern zu 40>% bedingt durch Rauchen und falsche Ernährung= Wortspiel: „Mehr als 40% aller bösartigen Ge-schwüre würden sich in Rauch auflö-sen, wenn sie nicht qualmen oder sich anders ernähren würden" (S. 71). Bzgl. Alkohol: „(…) 19000 schlim-me Diagnosen, zu denen es nicht käme, würde weniger getrunken" (S. 72). Bzgl: Rauchen: viele Krebsfälle „Das sind in Deutschland mehr als 56.000 selbst verschuldete Diagnosen pro Jahr, allein bei Männern" (S. 71).= Schuldbegriff: Vgl. Bröckling 2007, 94: „Jede Zigarette – ein kleines Todes-urteil (…)."	

	Quelle, Ausgabe, Rubrik, Seite, Autor/in	Thema	Titel/ Art des Artikels	Auswahlkriterien/ Stichworte	Message zu Eigenverantwortung Anforderungen an die Individuen	Gesundheitsbegriff
					Verwendung der Adjektive (schlimm, selbstverschuldet)!!! Eigenverantwortung↓ Ausnahme: Prostatakrebs: hier wird erwähnt, dass nicht zu beeinflussende Faktoren wie das Alter und die Gene eine Rolle spielen, aber auch hier werden Verantwortlichkeiten hervorgehoben: Man spricht von ebenfalls relevanten Faktoren wie: Sexualverhalten, Vitamin D-Zufuhr, Testosteron (S. 72)	
11	*Men's Health*, 12, 2014, Gesundheit, S. 70-73, Karoline Gehrke & Rufus Rieder OK Sonstige	Gesundes Schlafen	„Da kriegt man ja kein Auge zu!" Infobericht: Entlarvung von Mythen und „Schlummerstrategien"	Viele Studienbelege Einleitungssatz: „Dieser Artikel soll Sie zum Schlafen bringen. Schlaf macht Männer schlank, denn er bremst den Appetit; er schützt die Gesundheit, poliert ihr Gedächtnis auf, erhöht die Produktion muskelaufbauender Hormone wie Tes-	Eigenverantwortung↑ Zu meiden seien: Alkohol zum Schlafen, das Nutzen elektronischer Geräte vor dem Schlafengehen, deftige Mahlzeiten vor der Bettruhe und eine Änderung des Essverhaltens; Ausreichend seien 7-8 Stunden Schlaf, Rotlicht auf der Toilette für nachts Einhaltung eines Zeitrhythmus: „Gewöhnen Sie sich zudem einen regelmäßigen Rhythmus an, sodass Sie immer zu denselben Zeiten <u>auf-</u>	Gesundheit= Schlankheit, Gedächtnisstärke, muskulös sein, sexuell aktiv sein; insbesondere Schlanksein* und Leistungsfähigkeit* bedeutsam → **Optik und Leistungsfähigkeit**

Quelle, Aus-gabe, Rubrik, Seite, Autor/in	Thema	Titel/ Art des Artikels	Auswahlkriterien/ Stichworte	Message zu Eigenverantwortung Anforderungen an die Individuen	Gesundheitsbegriff
			tosteron und sorgt damit auch für guten Sex" (S. 70). *Schlanksein: „Schließlich bringt es Ihnen nur wenig, wenn Sie zwar gut einschlafen, morgens jedoch mit Überge-wicht aufwachen" (S. 72). *Leistungsfähigkeit: „Schlafmangel kann zu einer Reihe von Gesundheitsproble-men führen, etwa erhöhter Infektanfälligkeit und mangelnder Leistungsfähigkeit" (S. 72). = Von Schlafmangel Be-troffene würden sich im Job mehr als doppelt so oft wie	stehen, essen, arbeiten, trainieren und einschlafen" (S. 72). = Hier kristallisiert sich eine vorge-schriebene und als vorbildlich erach-tete Lebensphilosophie heraus	

	Quelle, Ausgabe, Rubrik, Seite, Autor/in	Thema	Titel/ Art des Artikels	Auswahlkriterien/ Stichworte	Message zu Eigenverantwortung Anforderungen an die Individuen	Gesundheitsbegriff
				Durchschläfer für längere Zeit krankmelden.		
12	*Men's Health*, 01, 2015, Ernährung, S. 104-106, Gabriele Giesler OK Ernährung	Schneller Abnehmen	„Hier ist die Pommes-Diät" Abnehm-Tipps mit Integration von Ernährungssünden	‚Verzichten aufs Verzichten' „Im Kampf gegen Kilos hilft (…) eine Art Kosten-Nutzen-Analyse (…)" S. 105. Vgl. Bröckling (2007, 94) Das Leben wird zur „ökonomischen Funktion".	Eigenverantwortung↑: Appell an kontrolliertes Essverhalten= Verzicht und einmal in der Woche Genuss (Cheat-Day), Anstrengung und hohe Motivation werden vorausgesetzt für den Erfolg, man müsse es selbst wollen; Vgl. Schmidt, 2008: Vom „fremdbestimmten Sollen zum selbstdisziplinierten Wollen". Cheat-Days (Sündentage): „Wer an 6 Tagen die Woche vernünftig und in Maßen isst, darf (Kontrolle, Erlaubnis, „Dürfen", d. Verf.) am 7. Tag (fast) ohne Ende schlemmen" (S. 105). Alles unter Kontrolle: Wortwahl Vernünftig (Vernunft), Dürfen (Erlaubnis, Verbot) Message: Kontrolle ist alles: Sogar KONTROLLIERTE Sünden (Unlebendig, unflexibel, nicht lebensbejahend)	Gesundheit in Assoziation mit Kontrolle (Verbot, Erlaubnis), Schlanksein, starres Konzept „Wann darf ich was essen?" → **Disziplin und Kontrolle**
13	*Men's Health*,	Hals-	„Kehl-Kampf"	Sich wiederholender	Eigenverantwortung↑	Gesundheit= Schmerzfreiheit

	Quelle, Ausgabe, Rubrik, Seite, Autor/in	Thema	Titel/ Art des Artikels	Auswahlkriterien/ Stichworte	Message zu Eigenverantwortung Anforderungen an die Individuen	Gesundheitsbegriff
	02, 2015, Ernährung und Gesundheit, S. 72-73, Diana Helfrich OK Sonstige	schmerzen	Infobericht Strategien gegen Halsschmerz	Artikelaufbau: „Sie denken…“ „Falsch! Richtig ist…“ - Kehle bekleben - Hals betäuben - Gurgel befeuchten - Schlund bearbeiten - Bakterien beerdigen Aktivität, Anzahl der Verben, dabei kein Wort von Zeit, die zur Genesung nötig ist und dass man sich schonen sollte Möglichst Schmerz vermeiden und Halsweh als Vorbote einer Erkältung be-	Man kann aktiv etwas gegen die Schmerzen tun „Sie können die Schmerzen wirkungsvoll mindern (…)“ (S. 73).	→ **Schmerzfreiheit**

	Quelle, Ausgabe, Rubrik, Seite, Autor/in	Thema	Titel/ Art des Artikels	Auswahlkriterien/ Stichworte	Message zu Eigenverantwortung Anforderungen an die Individuen	Gesundheitsbegriff
				seitigen, um diese abzuwehren im Kontext um weiter fit und leistungsfähig zu sein **Ikonographische Mittel:** Übertreibung Titelbild: Mann, nach oben schauend, schreiend, glühend orange-roter Stacheldraht um den Hals, als wären Halsschmerzen ein Todesurteil		
14	*Men's Health* 06, 2015, Ernährung und Gesundheit, S. 78-80, Helena Jenssen	Verdauungstrakt	„Dieser Sommer wird nicht so übel" (Wortspiel) Informationsbericht	Bauch-Bedrohungen und stets die Ergänzungen: „So schützen Sie sich..." „Es hat Sie erwischt..."	Eigenverantwortung↑ Extreme sollen gemieden werden „Schon 2 Schnäpse schädigen massiv die Darmschleimnhaut – Es dauert 5 Tage, bis sich der gebeutelte Verdauungstrakt wieder ganz erholt hat" (S. 80).→ Fett gedruckt im Seiten-	Gesundheit : ein einwandfrei funktionierender Verdauungstrakt, der durch disziplinierte Verhaltensweisen aufzubauen ist; somit steht der Gesundheitsbegriff für

	Quelle, Ausgabe, Rubrik, Seite, Autor/in	Thema	Titel/ Art des Artikels	Auswahlkriterien/ Stichworte	Message zu Eigenverantwortung Anforderungen an die Individuen	Gesundheitsbegriff
	OK Ernährung			(+zu ergreifende Maßnahmen) **Ikonographische Mittel:** Einzelüberschriften Immer genannt 1. Bauch-Bedrohung 2. … 3. … (Groß und alles in pink) - Bakterien greifen an! - Viren nisten sich ein! - Parasiten setzen sich fest! - Alkohol haut rein! Großes Titelbild (Comic) mit Risikofaktoren (Personen mit Magen-Darm-	mittelpunkt; Abraten von Medikamenten- eher zu Hausmitteln greifen; Auch immer Tipp, einen Arzt aufzusuchen, der Artikel mahnt, bewusst zu leben und sich aktiv zu schützen	→ **Disziplin**

	Quelle, Ausgabe, Rubrik, Seite, Autor/in	Thema	Titel/ Art des Artikels	Auswahlkriterien/ Stichworte	Message zu Eigenverantwortung Anforderungen an die Individuen	Gesundheitsbegriff
				Problemen und panischen Gesichtern)